Aayushi Prajapati
Vasudha Sodani
Parth Chhabria

Odontopediatria sem dor

Aayushi Prajapati
Vasudha Sodani
Parth Chhabria

Odontopediatria sem dor

ScienciaScripts

Imprint
Any brand names and product names mentioned in this book are subject to trademark, brand or patent protection and are trademarks or registered trademarks of their respective holders. The use of brand names, product names, common names, trade names, product descriptions etc. even without a particular marking in this work is in no way to be construed to mean that such names may be regarded as unrestricted in respect of trademark and brand protection legislation and could thus be used by anyone.

Cover image: www.ingimage.com

This book is a translation from the original published under ISBN 978-620-8-41722-2.

Publisher:
Sciencia Scripts
is a trademark of
Dodo Books Indian Ocean Ltd. and OmniScriptum S.R.L publishing group

120 High Road, East Finchley, London, N2 9ED, United Kingdom
Str. Armeneasca 28/1, office 1, Chisinau MD-2012, Republic of Moldova, Europe
Managing Directors: Ieva Konstantinova, Victoria Ursu
info@omniscriptum.com

Printed at: see last page
ISBN: 978-620-8-62840-6

Índice

LISTA DE ABREVIATURAS

Sr. No.	Abbreviations	
1	IASP	International Association for Study of Pain
2	TENS	Transcutaneous Electrical Nerve Stimulation
3	PAG	Peri- Aqueductal Gray
4	SPA	Stimulation Produced Analgesia
5	VAS	Visual Analog Scale
6	NFCS	Neonatal Facial Coding Scale
7	NIPS	Neonatal Infant Pain Scale
8	N-PASS	Neonatal Pain, Agitation, and Sedation Scale
9	FLACC	Face, Legs, Activity, Cry, Consolability Scale
10	AAP	American Academy of Pediatrics
11	HOM	Hand Over Mouth
12	TSD	Tell Show Do
13	CCLAD	Computer Controlled Local Anesthesia Delivery
14	CCS	Computer Comfort Syringe
15	NSAIDS	Non-Steroidal Anti-Inflammatory Drugs

16	IV	Intravenous
17	IM	Intramuscular
18	MAC	Minimum Alveolar Concentration
19	GABA	Gamma Aminobutyric Acid
20	NMDA	N- Methyl- D- Aspartate
21	N_2O	Nitrous Oxide
22	AAPD	American Academy of Pediatric Dentistry
23	GA	General Anesthesia
24	NICU	Neonatal Intensive Care Unit

Introdução

"Um sorriso é uma curva que endireita tudo."

-Phyllis Diller

A dor é um fenómeno altamente complexo e multidimensional que estimula o organismo, independentemente de uma lesão tecidular real ou aparente, a agir no sentido de aliviar ou atenuar a sua presença. A sensação de dor não depende necessariamente de danos nos tecidos; também pode ser gerada por estímulos condicionados, como o som da broca ou o toque suave da agulha durante a injeção de anestésico local. Um dos aspectos mais angustiantes da medicina dentária para o doente dentário médio é o medo e a ansiedade causados pelo ambiente dentário, em particular a injeção dentária, referida como "agulhofobia" ou "blenofobia".[1]

Definições:

Dor: A Associação Internacional para o Estudo da Dor define a dor como "uma experiência sensorial e emocional desagradável associada a uma lesão real ou potencial dos tecidos ou descrita em termos dessa lesão". A palavra "Anestesia" é um agregado de palavras que inclui (grego) an- ("sem") e esthesis ("sensação").[2]

Ansiedade: "Um sentimento inespecífico de apreensão, preocupação ou pavor, cuja origem pode ser vaga ou desconhecida. É uma reação normal e racional quando o corpo, o estilo de vida, os valores ou os entes queridos são ameaçados. A ansiedade pode ser acompanhada de inquietação, tensão, taquicardia e dispneia."[3]

Medo: "Um sentimento de susto ou pavor relacionado com uma fonte identificável reconhecida por o indivíduo."[3]

Fobia: "Qualquer medo irracional persistente de algo específico, como um objeto, atividade ou situação, que resulta em evitação ou desejo de evitar o estímulo temido."[3]

São utilizados vários métodos para induzir a anestesia local:[4]

1. Traumatismo mecânico
2. Baixa temperatura
3. Anoxia
4. Irritantes químicos
5. Agentes neurolíticos como o álcool e o fenol

No entanto, apenas os métodos ou substâncias que induzem um estado de anestesia transitório e completamente reversível têm aplicação na prática clínica.

Existem algumas propriedades mencionadas abaixo que devem estar presentes numa solução anestésica local ideal[4].

- Não deve ser irritante para o tecido em que é aplicado.
- Não deve causar qualquer alteração permanente da estrutura do

nervo.

- A sua toxicidade sistémica deve ser baixa.
- Deve ser eficaz independentemente de ser injetado no tecido ou aplicado localmente nas membranas mucosas.
- O tempo de início da anestesia deve ser o mais curto possível.
- A duração da ação deve ser suficientemente longa para permitir a

conclusão do procedimento, mas não tão longa que exija uma recuperação prolongada.

Existem algumas teorias que explicam o mecanismo da anestesia local:

I. Teoria da acetilcolina (Dettbarn, 1967)
II. Teoria do deslocamento do cálcio (Goldman, 1966)
III. Teoria da Carga de Superfície (Wei, 1969)
IV. Teoria da Expansão da Membrana (Lee, 1976)
V. Teoria dos receptores específicos (Strichartz,1987)

A dor dentária devido a cáries, envolvimento pulpar e traumatismo é uma das principais queixas dos pacientes pediátricos que visitam o dentista.[5]

O objetivo de qualquer procedimento dentário é um tratamento indolor com o mínimo de ansiedade e apreensão para o doente. O controlo da dor é uma grande preocupação para a maioria dos dentistas e também representa um problema para os doentes pediátricos. Uma gestão inadequada da dor pode levar a reacções negativas e medos nas crianças, o que pode ajudar os dentistas a desenvolver atitudes positivas nos jovens pacientes.

Sentimentos e emoções associados ou explicados por danos reais ou nos tecidos; é assim que a Associação Internacional para o Estudo da Dor (IASP) define a dor. Um dos pilares da indústria médica e dentária é a gestão eficaz da dor. [6]

As interações dentárias, o medo e a dor podem impedir a prestação de cuidados dentários eficazes.[7] Os traumas de infância podem influenciar pensamentos e experiências futuras.[8]

A anestesia local também é utilizada juntamente com antibióticos para reduzir a dor de dentes nas crianças. As consequências visíveis e dolorosas da injeção podem causar preocupação e ansiedade, o que impede as crianças de adoptarem uma atitude saudável em relação aos cuidados dentários.[9]

A maioria das pessoas adia o tratamento dentário porque tem medo da dor ou medo do dentista.

Se a condição da criança for bem gerida, ela pode ser ensinada a manter bons hábitos dentários.

Stanley F. Malamed definiu a Anestesia Local como "Perda localizada de sensação devido à diminuição da excitabilidade das terminações nervosas ou à inibição dos processos de condução nervosa periférica" desde 1980.[10] A capacidade de administrar anestesia local é importante em medicina dentária porque ajuda no controlo da dor e nos cuidados ao doente. A principal preocupação do dentista é que os pacientes sintam o mínimo de desconforto possível durante os procedimentos dentários. "A anestesia local pode ser desconfortável, mas a maioria dos pacientes sente-se melhor rapidamente.

O objetivo de cuidar de pacientes jovens é simples: proporcionar uma proteção e restauração eficazes num ambiente dentário sem stress e desconforto. Com a introdução dos lasers na nossa vida quotidiana, isto tornou-se um sonho tornado realidade. A dentisteria sem dor é agora o novo e mais atrativo rótulo para os pacientes pediátricos.

Para ultrapassar estas deficiências, o foco está na investigação de métodos novos e menos invasivos que possam proporcionar um melhor controlo da dor na aplicação da anestesia local, reduzir a injeção e melhorar a qualidade dos cuidados dentários em crianças. Muitos factores (por exemplo, o tipo de anestesia, o tamanho da agulha), a temperatura da anestesia e o valor do pH da área afectarão a perceção da dor, a psicoterapia, a aplicação de gel, o pré-arrefecimento dos tecidos, a musicoterapia, a anti-interferência, etc.

Dispositivos que podem aplicar anestesia local nos tecidos à custa de procedimentos menos eficazes, como Estes "dispositivos de anestesia indolor" são conhecidos como dispositivos de "administração de anestesia local controlada por computador" (cclad).

Atualmente, a sedação com óxido nitroso (N2O) foi introduzida na Odontopediatria.[11] Podemos dizer que tem sido uma bênção para o campo da Odontopediatria. O óxido nitroso (N2O) e suas propriedades psicotrópicas são conhecidos pelo homem há mais de dois séculos. Os pioneiros investigaram as suas propriedades psicotrópicas com N2O puro ou com uma mistura do gás com oxigénio.[12] Aqui, era titulado de modo a que as doses raramente excedessem 40% de N2O com uma concentração de oxigénio de 60% ou mais.

Para além da administração de uma dose personalizada para cada doente, esta técnica de titulação reduz muito ou evita quase totalmente os efeitos secundários. As investigações mais recentes utilizam uma mistura fixa de 50% de N2O com oxigénio aplicada através de uma máscara facial. Infelizmente, as doses de 50% tendem a produzir efeitos secundários mais desagradáveis, uma vez que as quantidades de N_2O não são adaptadas às necessidades de cada sujeito e são também geralmente superiores às necessidades da maioria dos sujeitos.

Por isso, nesta dissertação vamos incluir algumas novas formas de reduzir a dor que devem ser encontradas.[13-19] São elas a Administração de Anestésicos Locais Controlada por Computador (CCLAD), os injectores de jato, a Mistura Eutéctica de Anestésicos Locais (EMLA), a Anestesia Geral , a Anestesia Dentária Eletrónica, a iontoforese.[19]

História

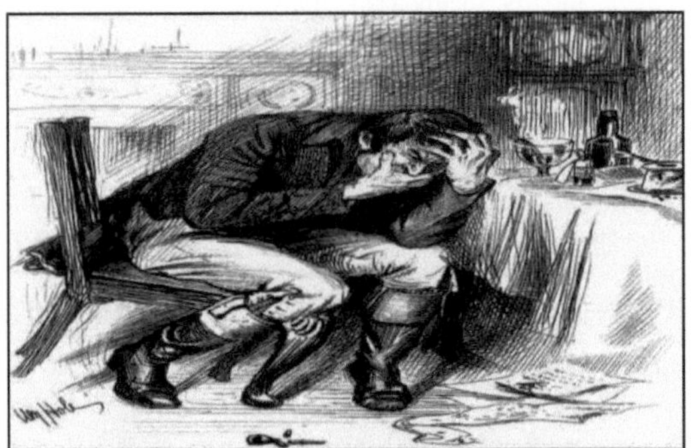

Figura 1: Dor de dentes na Antiguidade

Os primeiros registos conhecidos de cáries e dores de dentes aparecem em tábuas de argila sumérias, agora conhecidas como o "Mito da Doença". Foi escrito em cuneiforme e foi encontrado no Vale do Eufrates e data de 5000 anos a.C.[20] A crença de que as cáries e as dores de dentes são causadas por doenças dentárias encontra-se na antiga Índia, Egito, Japão e China e continuou até ao iluminismo. Embora a dor de dentes seja um problema antigo (Figura 1), pensa-se que os povos antigos sofriam menos de cáries devido à falta de açúcar na sua alimentação. O Papiro de Ebers (1500 a.C.) (Figura 2) mostra uma receita para "mordidas de sangue" que envolve o fruto da planta Gebu, cebola, pão e polpa mastigada durante quatro dias.[22]

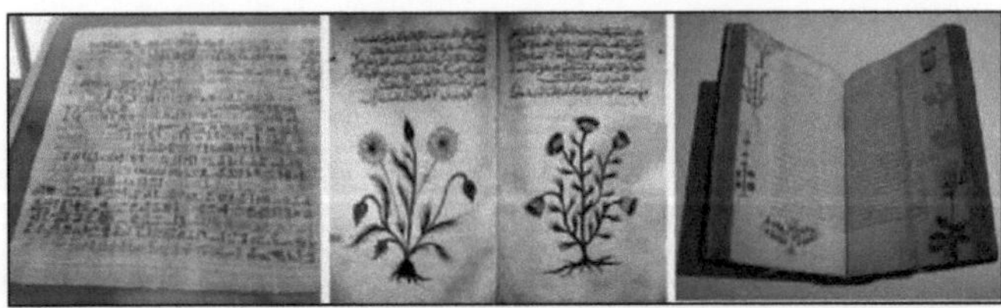

Figura 2: Papiro de Ebers

Archigenes de Apamea (Figura 3) descreveu a utilização de colutórios fervendo nozes e Hallicacabum em vinagre com uma mistura de vermes torrados, óleo de rícino e ovos de aranha esmagados. Plínio aconselha os doentes que sofrem de dores de dentes a pedirem ao médico uma semente de rã em brasa, passando depois a boca por água quente para eliminar os insectos.

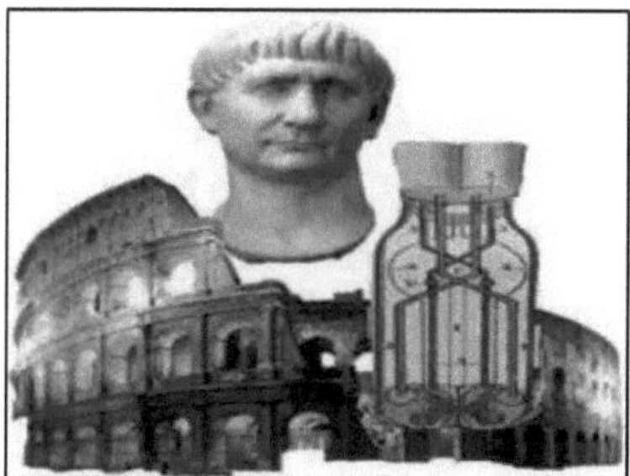

Figura 3: Arquigénios de Apameia

No cristianismo, Santa Apolónia (Figura 4) é a santa padroeira das dores de dentes e de outros problemas dentários. Foi uma das primeiras mártires cristãs durante o Império Romano e foi perseguida pela sua fé em Alexandria. Diz-se que as pessoas que sofrem de dores de dentes serão curadas facilmente se chamarem o seu nome.

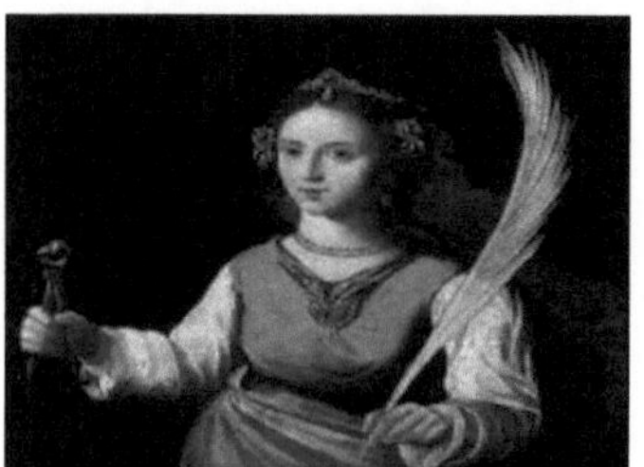

Figura 4: Santa Apolónia

No século XV, o monge e médico Andrew Boorde (Figura 5) descreveu o "processo de desparasitação" do dente da seguinte forma: "Se (a dor de dentes) for realmente causada por bactérias, faz uma vela, acende-a e deixa-a assentar. "Pode puxá-la para fora e matá-la com as unhas."[23]

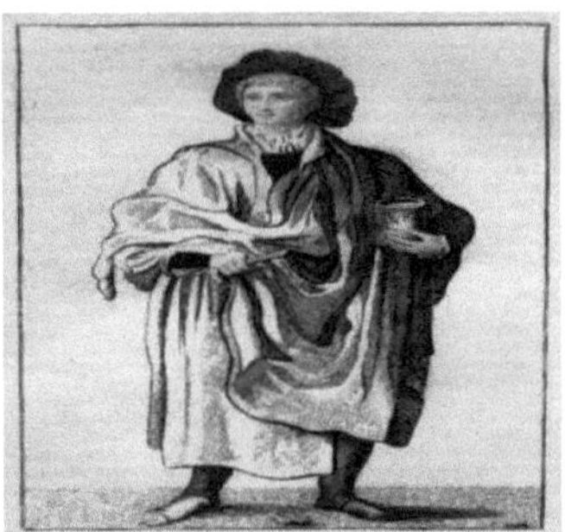

Figura 5: Andrew Boorde

O cirurgião medieval Guy de Chaulik (Figura 6) utilizava uma mistura de cânfora, sulfureto, mirra e asafoetida para encher os dentes e tratar as dores de dentes. O médico francês Ambroise Pare diz: "A dor de dentes é a mais grave de todas as doenças e pode levar uma pessoa a adoecer e depois à morte. Para resolver este problema, a pessoa deve ir para o ponto de queimadura... onde os nervos deixarão de sentir ou causar dor." "É queimado de uma forma que não causa nenhum dano."[24]

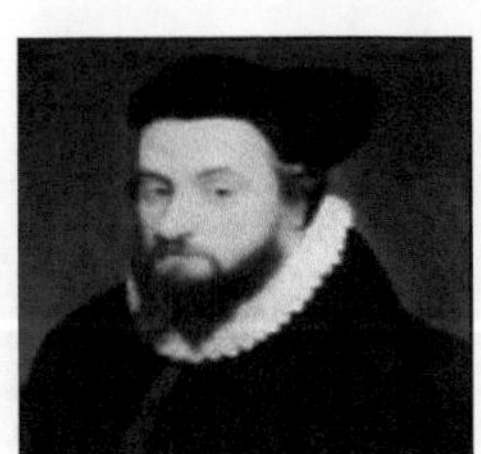

Figura 6: Guy de Chaulik

De acordo com a peça de Massinger e Fletcher "The Dummies", está associada aos amantes. A dor de dentes também aparece em muitas das peças de Shakespeare, como Otelo e Cymbeline. Em "Much Ado about Nothing", Ato 3, Cena 2, quando o seu parceiro lhe pergunta porque está triste, a personagem diz que tem uma dor de dentes para evitar aceitar o facto de que a causa da dor de dentes era uma "doença dentária" e que a extração dos dentes era a cura. No Ato 5, Cena 1, outra personagem diz: "Pois nenhum homem sábio jamais suportou uma dor de dentes."[25] No contexto atual, isto significa que os cientistas continuam a ser humanos e podem sentir dor, mesmo que afirmem ter ultrapassado esse limite. De facto, a personagem repreende o seu amigo por tentar fazê-lo sentir-se bem com chavões filosóficos.[26]

O poeta escocês Robert Burns (Figura 7) inspirou-se para escrever toothache em 1786, depois de ter sofrido de dor de dentes. O poema descreve a dor severa do dente, descrevendo-a como a "Doença do Inferno".[27]

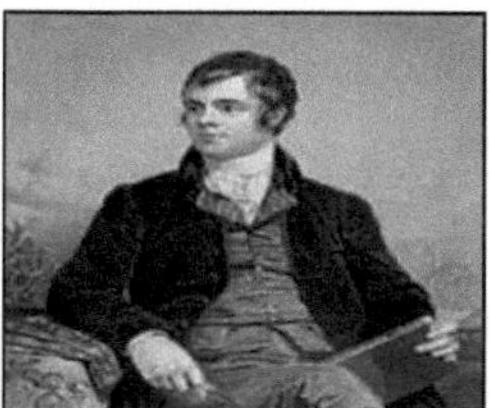

Figura 7: Robert Burns

Muitas plantas e árvores têm a palavra "dor de dentes" nos seus nomes. Zanthoxylum Americanum (Figura 8) é por vezes chamada de "árvore da dor de dentes" e a sua casca é chamada de "casca da dor de dentes". O Ctenium

Americanum (Figura 9) é por vezes chamado "planta da dor de dentes" e a Acmella Oleracea (Figura 10) é chamada "planta da dor de dentes". A Pellitory (Anacyclus Pyrethrum) (Figura 11) é tradicionalmente utilizada para aliviar a dor.

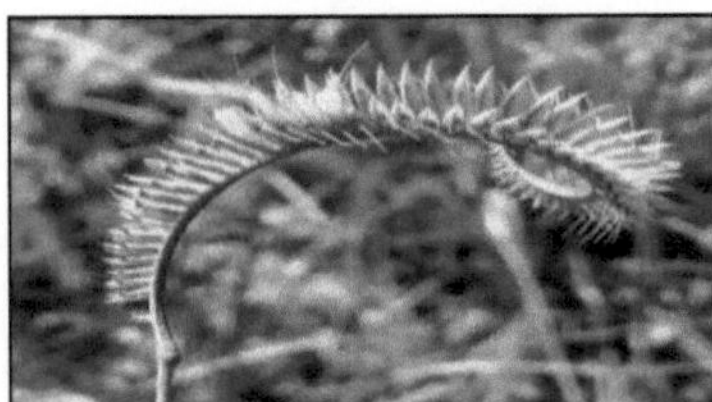

Figura 8: Zanthoxylum Americanum

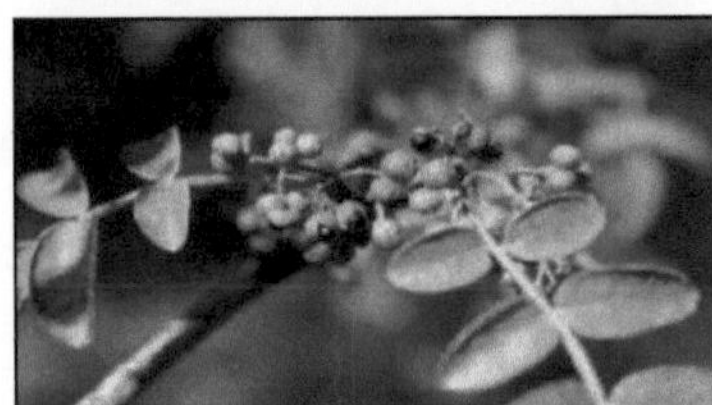

Figura 9: Ctenium Americanum

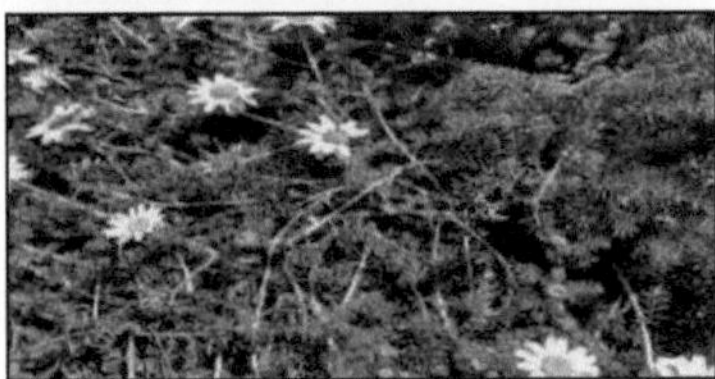

Figura 10: Acmella Oleracea

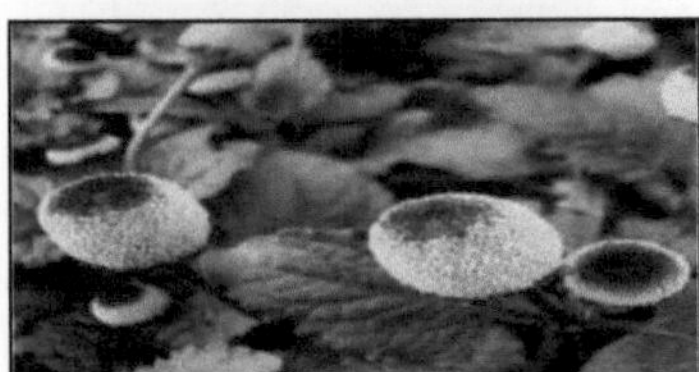

Figura 11: Anacyclus Pyrethrum

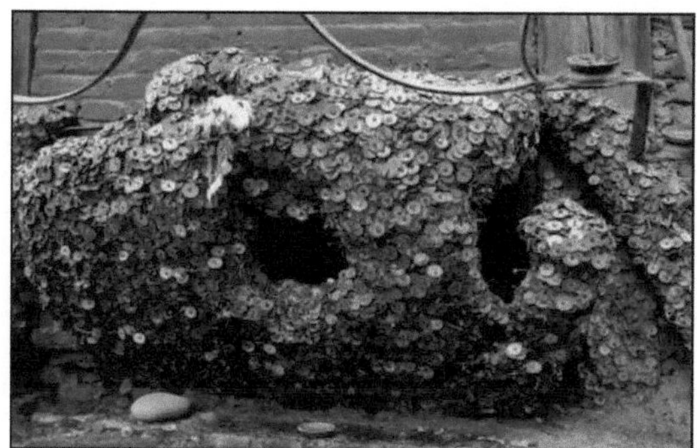

Figura 12: Árvore da dor de dentes

No Nepal, existe um templo em Katmandu dedicado a Vaishya Dev, o deus Newari da dor de dentes. O templo tem uma secção de uma árvore antiga e quem sofre de dores de dentes prega uma moeda de uma rupia na árvore para rezar ao deus que alivie a sua dor. A árvore é designada por "Árvore da Dor de Dentes" (Figura 12) e diz-se que foi cortada da lendária árvore Bangemudha. Muitos dentistas tradicionais ainda exercem a sua atividade nesta rua e muitos dentistas da cidade colocaram cartazes perto das árvores.[28]

HISTÓRIA RELACIONADA COM O N2O:

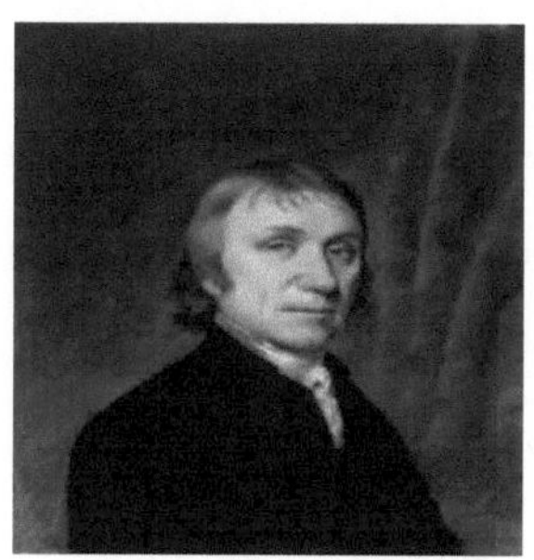

Figura 13: Joseph Priestley

Joseph Priestley (Figura 13) sintetizou o óxido nitroso (N_2O) e relatou as suas descobertas em 1772. Nos últimos anos do século XVIII, Humphry Davy (Figura 14) investigou a química do gás, bem como as suas propriedades psicotrópicas.[12] Em 1800, publicou as suas observações sobre o gás no seu livro clássico "Researches, chemical and philosophical; chiefly concerning nitrous oxide: or dephlogisticated nitrous air, and its respiration". Respirou tanto N_2O a 100% como misturas de gás diluídas com oxigénio ou ar. Também apresentou o gás a vários amigos e associados, incluindo os poetas Coleridge e Southey.[29]

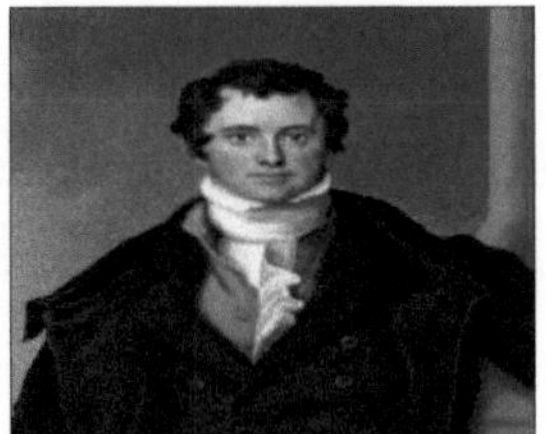

Figura 14: Humphry Davy

Nessa altura, praticamente nada se sabia sobre os perigos do N_2O, exceto que, se o ar fosse excluído e o gás puro fosse respirado, os animais de sangue quente morriam em poucos minutos. Davy era claramente um jovem extremamente corajoso, se bem que imprudente, cuja curiosidade científica superava quaisquer perigos potenciais de asfixia ou outros efeitos tóxicos do gás, ainda desconhecidos. Para além de descrever as suas acções analgésicas, foi também o primeiro a mencionar as suas propriedades psicotrópicas, incluindo a ansiólise e a euforia.[29] Além disso, observou também como o gás melhorava um estado de abstinência alcoólica que ele próprio tinha experimentado. [11] O livro de Davy está repleto de outras observações perspicazes e exactas que atestam a sua perspicácia e brilhantismo como cientista.

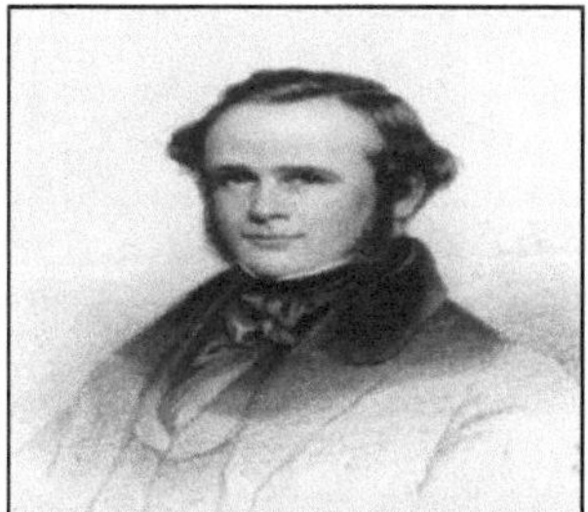

Figura 15: Horace Wells

O próximo marco crucial na história do N_2O, e de facto da humanidade, foi a descoberta da anestesia, por um dentista, Horace Wells (Figura 15). A descoberta teve lugar em 1844, anos após a publicação do livro de Davy. Nesse ano, Wells apercebeu-se de que o gás podia ser utilizado como anestésico e permitiu a extração de um dos seus próprios dentes molares sob anestesia com N_2O. Assim, introduziu a humanidade na vantagem da anestesia.

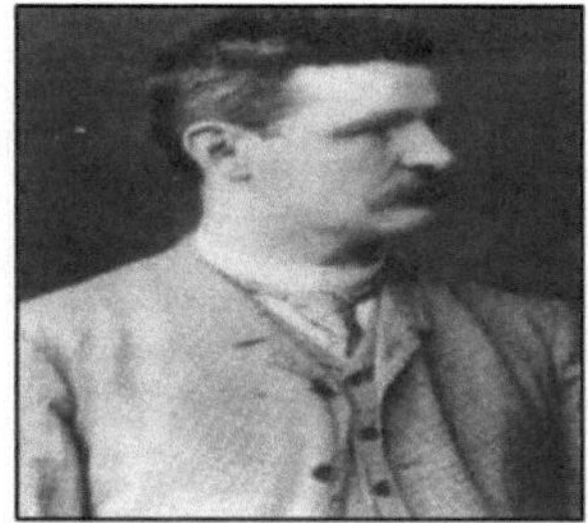

Figura 16: Stanislav Klikovich

Outro pioneiro importante foi um médico de ex tração polaco, Stanislav

Klikovich (Figura 16), que trabalhou na grande Rússia. Para a sua tese de doutoramento, investigou as potenciais aplicações médicas do N_2O misturado com oxigénio suficiente para evitar a hipoxia, a inconsciência ou a anestesia. Recebeu o diploma de médico em 1881. Grande parte da sua tese foi mais tarde publicada em livro, descrevendo a utilização de N_2O mais oxigénio na assistência à angina de peito, à asma e à obstetrícia. A sua importante contribuição, para além da sua utilização em obstetrícia, foi a introdução da utilização de misturas gasosas contendo oxigénio suficiente para evitar a hipoxia e a anestesia. No entanto, para além da obstetrícia, as suas outras descobertas com misturas não anestésicas não tiveram qualquer seguimento significativo[30].

ERA MODERNA - SÉCULOS XX E XXI

Como se verá, no início da era moderna, as investigações sobre os efeitos neuropsiquiátricos do N_2O envolviam concentrações anestésicas elevadas, mesmo quando se adicionava oxigénio à mistura. Foi apenas na década de 1980 que as concentrações não anestésicas mais baixas e mais seguras, geralmente inferiores a 40% de N_2O (diluídas com 60% ou mais de oxigénio), começaram a ser utilizadas para investigar as aplicações neuropsiquiátricas do gás.[31]

Em 1944, Rogerson[32] (Figura 17), utilizou concentrações anestésicas do gás misturadas com 45% de ar (ou menos) como diluente, onde o paciente auto-administrava o gás até imediatamente antes de cair na inconsciência.

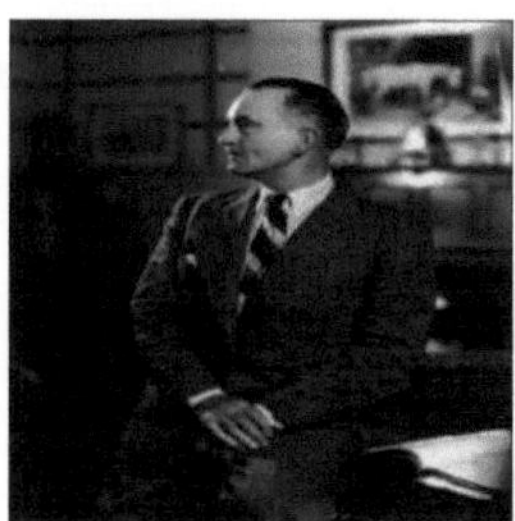

Figura 17: Rogerson

Como dizemos, a história da dor é uma narrativa complexa que entrelaça perspectivas médicas, culturais e filosóficas. Desde as crenças antigas no castigo divino até aos avanços modernos no tratamento da dor, a compreensão e o tratamento da dor pela humanidade evoluíram significativamente. No entanto, apesar de séculos de progresso, a dor continua a ser uma experiência humana universal que continua a moldar as nossas percepções, crenças e interações com o mundo que nos rodeia. É essencial reconhecer a sua natureza multifacetada e procurar abordagens compassivas e eficazes para a sua atenuação.

Perceção da dor em crianças e adultos

A palavra inglesa pain (dor) deriva de uma palavra grega antiga que significa "Pena" e de uma palavra latina que significa "Castigo" e também "Pena". Quando o termo dor é utilizado em medicina dentária ou medicina clínica, é sinónimo de forte desconforto. É importante perceber que, apesar do desconforto sentido pela pessoa que sente dor, a dor tem uma função necessária e com um objetivo único. A dor assinala os danos reais ou aparentes nos tecidos e, por conseguinte, estimula o organismo a tomar medidas para aliviar ou atenuar a sua presença. Neste sentido, é uma experiência desejável para manter e orientar as actividades da vida. É importante compreender que a dor é mais do que uma simples sensação e uma resposta consequente. Trata-se de uma interação altamente complexa e multifatorial de elementos físicos, químicos, humorais, afectivos (emocionais), cognitivos, psicológicos, comportamentais e sociais. É certo que os factores determinantes da forma como um indivíduo interpreta e reage à dor não são claramente compreendidos.

O conhecimento sobre a dor nos recém-nascidos aumentou drasticamente nas últimas três décadas. Está bem estabelecido que os recém-nascidos podem detetar, processar e responder a estímulos dolorosos. Os bebés prematuros são ainda mais hipersensíveis à dor e correm maior risco de sentir dor devido a mecanismos imaturos de inibição da dor à nascença.[33]

Eventos dolorosos excessivos e prolongados no neonato causam efeitos fisiológicos adversos em todos os principais sistemas orgânicos, que podem ser fatais e ter efeitos a longo prazo.[34] No entanto, as intervenções para aliviar a dor neonatal permanecem inadequadas e inconsistentemente aplicadas. Apenas metade dos procedimentos dolorosos realizados em recém-nascidos foram tratados, com uma grande variação na gestão da dor prática entre instalações e áreas. Existem lacunas no conhecimento, nas provas e na prática da avaliação e gestão da dor neonatal, o que pode levar a desafios na gestão da dor.

No entanto, o corpo de conhecimentos em torno da compreensão da dor começou recentemente a evoluir e está a acelerar rapidamente para se tornar uma disciplina científica e útil. Uma experiência paralela à dor, interessante e clinicamente relevante, é a presença de respostas antecipatórias adquiridas secundariamente a partir da experiência da dor. As crianças e os adultos podem ser profundamente influenciados pelos processos que acompanham muitos acontecimentos considerados como dilacerantes, stressantes ou ambos, incluindo vários procedimentos dentários. Por exemplo, as crianças de 2 anos que apresentam dentes anteriores do maxilar dolorosos e com abcessos devido a cáries do biberão e a extracções enquanto estão presas numa tábua de papoose irão muito provavelmente desenvolver fortes comportamentos de perturbação e de evitamento. Esses comportamentos podem incluir choro com ou sem lágrimas, colocar as mãos sobre a boca, recusar-se a abrir a boca, dar pontapés, gritar, abanar a cabeça, cuspir e morder.

Do mesmo modo, os pacientes adultos que foram magoados em criança ou em adulto por um dentista que não era atencioso ou empático podem ter dificuldade em marcar e manter consultas.

MISTÉRIOS SOBRE A DOR NEONATAL

Embora este campo tenha registado muitas inovações, tem faltado investigação sobre a dor neonatal. Em 2015, uma equipa de investigação de Oxford encontrou provas de que os bebés sentem dor de forma semelhante aos adultos.[35] Foram comparados os exames de ressonância magnética de dez bebés e de adultos que receberam um estímulo doloroso. Os resultados revelaram que 18 das 20 regiões cerebrais activas nos adultos que sentem dor também estavam activas nos recém-nascidos. Além disso, os cérebros dos bebés mostraram o mesmo nível de resposta que os dos adultos quando expostos a um estímulo um quarto mais forte. Estes resultados contradizem diretamente a crença popular de que os recém-nascidos são incapazes de sentir dor.

Várias hipóteses subjacentes podem explicar este mal-entendido. Pensava-se que os recém-nascidos eram incapazes de interpretar a dor devido à sua incapacidade de criar memórias. Em conjunto com o receio dos efeitos secundários da anestesia, os médicos neonatais realizaram cirurgias como a circuncisão sem analgesia até à década de 1990.[36] Tal como sugerem os resultados da investigação de Oxford, os bebés sentem dor e sentem-na mais intensamente do que os adultos. As implicações deste facto no desenvolvimento neonatal são surpreendentes, tendo em conta a logística da Unidade de Cuidados Intensivos Neonatais (UCIN). Anualmente, nascem 15 milhões de bebés prematuros em todo o mundo e cada um deles pode ser submetido a 300 cirurgias dolorosas durante o seu internamento.[37] Assim, é vital que o stress e os insultos repetidos sejam tratados.

ASPECTOS DESENVOLVIMENTAIS DA DOR NEONATAL

O facto de os recém-nascidos a termo e pré-termo terem ou não a anatomia e a fisiologia necessárias para sentir dor contribuiu para o mistério. A capacidade de um recém-nascido para sentir dor ocorre com um neurodesenvolvimento fundamental. O primeiro passo da sensação de dor envolve os nociceptores, as terminações nervosas que sinalizam a dor. Na presença de estímulos dolorosos, um nociceptor transforma o sinal doloroso num impulso, que se propaga ao longo de um agregado de neurónios até ao corno dorsal, onde a informação sensorial é recebida. Neste ponto, o impulso separa-se: um regressa ao local inicial da dor para desencadear uma reação reflexa, o outro chega ao tálamo. O tálamo localiza a dor do estímulo. O cérebro está agora equipado com informações sobre a dor e sobre a forma como esta pode ser evitada.[38]

Cada fase da via nociceptiva da dor desenvolve-se em alturas diferentes. Às sete semanas de gestação, as terminações nervosas nociceptivas começam a desenvolver-se circunoralmente. O desenvolvimento nociceptivo está completo às vinte semanas em torno do revestimento do corpo e das extremidades. No entanto, sem qualquer ligação à coluna vertebral, os sinais dos nociceptores não são funcionais e têm uma utilidade limitada. A via entre as terminações nervosas nociceptivas e o corno dorsal começa na décima terceira semana e está funcional na trigésima semana.[39] Com esta via, o feto é capaz de se afastar reflexivamente de estímulos dolorosos, mas não possui a capacidade cognitiva para processar informações sobre a dor ou a sua origem. A perceção cortical da dor desenvolve-se após a vigésima quarta semana de gestação, quando a via talâmica completa a sua ligação ao corno dorsal. Em suma, um neonato será capaz de localizar a dor e fazer movimentos reflexivos para tentar evitá-la após a vigésima quarta semana, completando assim a via nociceptiva da dor.

Outro componente importante da via da dor é a bainha de mielina e o seu papel na modulação da dor. A bainha de mielina funciona como um isolante elétrico, aumentando a velocidade de um sinal do sistema nervoso periférico para o sistema nervoso central. A mielinização desenvolve-se após as vinte e cinco semanas de gestação e está completa na trigésima sétima semana.[40] Pensava-se anteriormente que os axónios não mielinizados eram incapazes ou demasiado lentos para transferir impulsos eléctricos.

O consenso recente é que os neurónios não mielinizados são plenamente capazes dc transferir um sinal, embora a um ritmo mais lento. A modulação da dor também é fundamental para o tratamento da dor. As vias de sinalização descendentes projetam-se para o corno dorsal, onde a dor Pensa-se que a transmissão é interrompida pela libertação de opiáceos endógenos ou pela ativação das vias inibitórias. Pensa-se que ambos os mecanismos são muito mais A transmissão é interrompida pela libertação de opiáceos endógenos ou pela ativação das vias inibitórias. Ambos os mecanismos são muito mais prevalentes no adulto do que no neonato. Assim, os bebés pré-termo podem ter um limiar de dor 30 a 50% mais baixo do que os adultos e uma tolerância à dor inferior à das crianças mais velhas.[41] Por conseguinte, os eventos dolorosos não aliviados e repetitivos podem resultar em efeitos fisiológicos adversos em todos os principais sistemas de órgãos, incluindo a estrutura cerebral. Estes podem ser fatais e ter efeitos cumulativos a longo prazo, incluindo alterações no desenvolvimento neurocomportamental.

TEORIAS DA PERCEPÇÃO DA DOR: PORQUÊ E COMO É SENTIDA?

Especificidade

No final do século XIX, acreditava-se que a experiência da dor era meramente uma função da ativação de um conjunto particular de neurónios que resultava, metaforicamente falando, num "toque de campainha" a níveis mais elevados do SNC, significando desconforto.[42] Os receptores neurais (isto é, terminações nervosas livres) e as suas vias eram considerados especializados para o processo da dor.

Algumas partes desta teoria são descrições razoavelmente exactas e, por conseguinte, continuam a ser importantes para a nossa compreensão do mecanismo da dor, mas a simplicidade da teoria é inadequada para explicar a natureza multifacetada da experiência da dor (por exemplo, a dor fantasma sentida por um amputado no membro que lhe falta).

Padrão

Um modelo ligeiramente mais sofisticado dos mecanismos da dor surgiu em consequência da capacidade tecnológica de registar a atividade induzida pelo estímulo nas vias neurais. A atividade neural registada e amplificada num osciloscópio permitiu uma certa apreciação das alterações no tempo e no agrupamento dos potenciais de ação nervosa em consequência da modificação dos parâmetros do estímulo. Um leve toque num pedaço de pele pode provocar um ou dois potenciais de ação isolados em neurónios de grande diâmetro que servem a área, enquanto um termistor quente (elemento de aquecimento) pode causar uma explosão inicial seguida de uma descarga constante de potenciais de ação em neurónios mais pequenos.

Foi teorizado que o reconhecimento dos estímulos dolorosos pelo indivíduo se baseava principalmente no padrão de atividade nervosa que entrava no SNC. Mais uma vez, esta teoria era inadequada para explicar a complexidade da experiência da dor, mas contribuiu significativamente para o avanço do conhecimento sobre os mecanismos da dor.

TEORIA DO CONTROLO DE PORTAS

A teoria do controlo das portas da dor foi desenvolvida por Melzack e Wall em 1965 e tem sido a concetualização mais influente, abrangente e adaptativa da dor e das suas consequências até à data. A essência da teoria propõe que várias portas que controlam o nível de estímulo nocivo através de neurónios de fibras pequenas para a medula espinal podem ser moduladas por outros neurónios sensoriais de fibras grandes, por estímulos superiores do SNC ou por ambos. Os mecanismos postulados para os portões incluem efeitos inibitórios pré-sinápticos em células de transmissão secundária na medula espinhal. Em essência, isso implica que as fibras grandes (por exemplo, as do tato) podem causar despolarização parcial dos terminais nervosos de fibras pequenas (por exemplo, para dor) que inervam as células de transmissão na medula espinhal. Isto resulta na libertação de menos "pacotes" de moléculas de neurotransmissores e numa menor probabilidade de as células de transmissão se juntarem e dispararem. Um exemplo simplista seria o efeito inibitório de um pai que esfrega uma zona do joelho "batida" imediatamente após a queda de uma criança. A leve fricção ativa desproporcionalmente um maior número de fibras grandes que inibem as fibras pequenas previamente activadas. Em medicina dentária, muitos acreditam que o abanar dos lábios durante a inserção da agulha e a administração da anestesia local distrai ou diminui o desconforto associado.

A estimulação eléctrica nervosa transcutânea (TENS), ou o uso de estimulação eléctrica de baixa intensidade em locais periféricos, tem demonstrado proporcionar alívio da dor."[43] Embora o mecanismo da TENS não seja conhecido, foi sugerido que os seus efeitos segmentares podem ser devidos à ativação de fibras aferentes primárias de grande diâmetro que, por sua vez, inibem a transmissão de fibras pequenas, tal como previsto pela teoria da porta. Um mecanismo semelhante pode explicar os efeitos da acupunctura. Foi demonstrado que a TENS produz analgesia parcial em relação à estimulação eléctrica da polpa dentária em crianças em idade escolar. Tem sido dada uma ênfase proporcionalmente maior ao papel e à influência da modulação superior do SNC na perceção e reatividade da dor. Esta reorientação resulta, em parte, de estudos mais sofisticados que sugerem a necessidade de uma explicação mais abrangente das influências cognitivas, comportamentais e emocionais na perceção e no controlo da dor."

A descoberta de opiáceos endógenos, a localização generalizada dos receptores opióides em todo o SNC e a estimulação não natural (ou seja, eléctrica) de locais do SNC que resultam em elevações do limiar da dor também despertaram um interesse renovado na investigação da dor. Além disso, estudos em animais documentaram a presença e a influência de mecanismos supra-espinhais descendentes na modulação da dor ao nível da medula espinhal". Curiosamente, um fenómeno chamado analgesia induzida por estimulação (SPA) foi demonstrado tanto em humanos como em animais. A SPA resulta numa inibição específica da dor ou de comportamentos de evitamento durante a estimulação eléctrica de locais cerebrais específicos (por exemplo, a zona cinzenta periaquedutal da medula) e tem poucos efeitos secundários. Foi demonstrado que a SPA da zona cinzenta periaquedutal inibe os reflexos de abertura da mandíbula devidos à estimulação da polpa dentária em gatos.

EFEITOS DO SISTEMA NERVOSO CENTRAL NA PERCEPÇÃO E NO CONTROLO DA DOR

Foi parcialmente caracterizado e descrito um sistema opióide endógeno de função complexa e disseminado pelo SNC dos mamíferos". Os opiáceos endógenos são péptidos que são sintetizados naturalmente no corpo e causam efeitos semelhantes aos dos opiáceos (por exemplo, morfina). A B-Endorfina é um dos péptidos mais potentes e tem um terminal N idêntico ao da metencefalina, que foi um dos primeiros péptidos opióides isolados. Os peptídeos opióides activos são clivados a partir de precursores maiores e actuam em vários locais de receptores opióides do SNC, incluindo a medula espinal. Os peptídeos não são igualmente potentes, mas todos são inactivados pela naloxona, um antagonista narcótico, e cada um pode contribuir para mecanismos selectivos e especializados subjacentes ao processo de perceção da dor. No entanto, a contribuição de cada um na produção de analgesia não é clara. Os ligandos opiáceos que se ligam aos receptores u produzem uma analgesia potente quando injectados na zona cinzenta peri-aquedutal (PAG) da medula. Outros locais que se estendem desde o hipotálamo até à medula ventromedial rostral, incluindo a PAG, produzem analgesia quando devidamente estimulados eletricamente ou por opiáceos. Curiosamente, acredita-se que os efeitos analgésicos do óxido nitroso sejam parcialmente mediados por ligandos opióides endógenos ou capazes de ativar diretamente receptores opiáceos. Teoricamente, este sistema poderia mediar alterações na apreciação, motivação e processos reactivos da perceção da dor a níveis superiores do SNC. Há evidências que sugerem que este sistema se desenvolve precocemente no SNC e, portanto, deve ser funcional em crianças mais novas. A extensão da sua influência e as condições necessárias para a sua ativação não são conhecidas. Estudos futuros provavelmente sublinharão os meios e a utilidade da ativação deste sistema na abordagem de estados clínicos de dor.

FACTORES SITUACIONAIS QUE AFECTAM A DOR

São principalmente três os factores que afectam a dor (Figura 18).

1) Cognitivo
2) Comportamental
3) Emocional

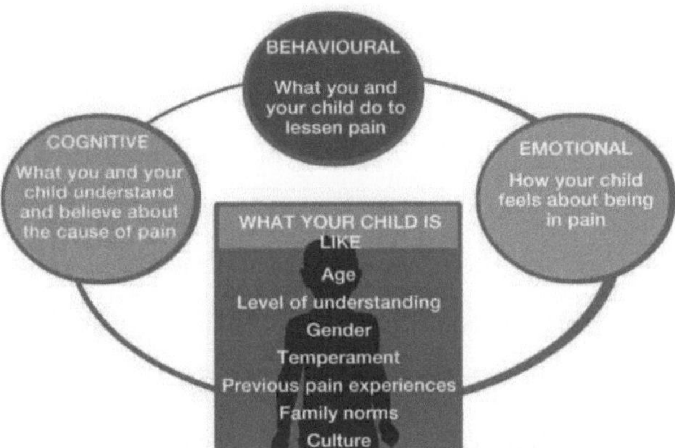

Figura 18: Factores situacionais que afectam a dor

ELEMENTOS COGNITIVOS DA PERCEPÇÃO DA DOR

A cognição é um procedimento complexo que resulta numa apreciação e, muitas vezes, no reconhecimento subsequente de potenciais consequências em função do "saber". O conhecimento envolve uma multiplicidade de processos que incluem, entre outros, a perceção, a organização, o julgamento, o significado, o raciocínio e a resposta.

A cognição implica uma consciência das influências ambientais internas e externas sobre si próprio. Também insinua que podem ser tomadas medidas para obter ou controlar essas influências e utilizar esse controlo para alterar a resposta da pessoa (por exemplo, lidar com a situação). Por exemplo, uma pessoa pode estar a sentir algum desconforto, mas pode possivelmente diminuir o

grau de desconforto através da prática de processos mentais (por exemplo, imaginar acontecimentos agradáveis ou contar buracos numa telha do teto). Uma pessoa pode lidar com uma variedade de condições, incluindo ambientes stressantes, dependendo da sua perceção da situação. Factores como as consequências e as repercussões da situação, o seu momento e os recursos individuais são aparentemente importantes para o resultado das estratégias de coping. O coping, realizado ou não, é uma declaração de sucesso pessoal que é muito gratificante. As estratégias de coping podem incluir hipnose e técnicas de relaxamento, imagética, modelação, distração e reconceptualização. Tipicamente, as estratégias de coping terapêutico na gestão da dor têm vários elementos comuns, incluindo

1) Uma avaliação do problema,

2) Reconceptualização do ponto de vista do paciente,

3) Desenvolvimento de competências adequadas (por exemplo, respiração e relaxamento),

4) Generalização e manutenção dessas competências na prevenção de recaídas,

5) Medição do sucesso terapêutico.

As evidências apoiam a noção de que as capacidades de lidar com a dor e a ansiedade podem ser ensinadas mesmo a crianças, e a eficácia do treino cognitivo pode ser avaliada através de medidas de auto-relato, fisiológicas ou comportamentais.

Num estudo, as crianças que estavam a ser submetidas a procedimentos de restauração foram ensinadas técnicas de distração e de auto-apoio antes de serem submetidas a procedimentos dentários e, posteriormente, comparadas com um grupo de crianças a quem foram lidas histórias. O auto-relato de ansiedade para procedimentos específicos (por exemplo, a injeção) foi menor nas crianças que receberam o treino cognitivo do que nas que não receberam. Isto dá crédito à ideia de que as crianças em idade escolar que tiveram a oportunidade de exercer autocontrolo em circunstâncias que provocam ansiedade podem sair-se melhor se souberem que vão receber uma injeção como parte do seu tratamento, em vez de procederem sem qualquer aviso prévio. Este aviso prévio permite que a criança invoque as suas próprias capacidades personalizadas de lidar com a ansiedade em preparação para o evento temido". No entanto, saber com antecedência sobre o desconforto iminente pode ter um efeito prejudicial em determinadas condições. Por exemplo, quanto menor for o tempo entre informar uma criança pequena que cognitivamente é incapaz de desenvolver estratégias de defesa significativas (i.e., 3 anos ou menos) de um estímulo doloroso relacionado com um procedimento (i.e., injeção) e a sua aplicação, menor será o tempo para que ocorram comportamentos de interferência. É até possível que a duração da explosão emocional antes e depois do procedimento possa ser reduzida nestas circunstâncias. Alguns estudos indicam que os adultos que são levados a acreditar que têm algum controlo sobre o desconforto iminente apresentam uma maior tolerância aos estímulos dolorosos.

No entanto, uma forte crença na sua capacidade de autocontrolo é aparentemente um fator importante na modulação do grau de desconforto. As pessoas que não têm esta capacidade podem confiar mais nos outros (por exemplo, no médico) e "sofrer menos" sob os seus cuidados. O desenvolvimento cognitivo e a maturação são fundamentais para o sucesso das estratégias cognitivas. Há provas de que a redução da ansiedade pode ser alcançada no ambiente médico e dentário em função da idade em grupos em idade escolar. A medida em que estas estratégias podem ser aplicadas com sucesso a crianças em idade pré-escolar ainda não foi determinada. No entanto, as crianças mais novas são capazes de modular significativamente a dor através de processos semelhantes às estratégias cognitivas. Num estudo, a terapia lúdica com agulhas e bonecos antes da punção venosa resultou num regresso significativamente mais rápido do ritmo cardíaco e num menor movimento do corpo nos "minutos seguintes" à colheita de sangue, em comparação com os controlos. Esta constatação foi interpretada como uma evidência da redução da ansiedade das crianças.

ELEMENTOS EMOCIONAIS DA PERCEPÇÃO DA DOR

Embora a dor e a antecipação de estímulos dolorosos (ou seja, a ansiedade) invoquem uma experiência emocional personalizada, a maioria dos seres humanos tem uma compreensão comum das emoções que acompanham essas experiências. Certamente, somos capazes de reconhecer o sofrimento de outra pessoa e, possivelmente, estamos ainda mais sintonizados para apreciar a antecipação do desconforto de outra pessoa. A expressão de conteúdos emocionais durante ou antes de experiências dolorosas é, muito provavelmente, uma combinação complexa de um fenómeno parcialmente herdado, mas com tendência para a aprendizagem, que ocorre no início da vida. A expressão de desconforto de um bebé resultante de inoculações muda com o envelhecimento de uma resposta mais difusa, chorosa e reflexiva para uma resposta de antecipação, atenção ao objeto nocivo e, por vezes, expressão de raiva". Uma criança lesionada pode não ficar demasiado perturbada até se aperceber da manifestação emocional de um adulto sobre o seu estado. Esta é uma consideração importante quando se permite que os pais observem injecções, extracções e outros procedimentos de tratamento.

É muito importante que o profissional avalie cuidadosamente as preocupações dos pais e o modo de reação provável. Se se antecipar que o pai ou a mãe não será estoico ou não apoiará o procedimento, pode ser aconselhável que o pai ou a mãe saia da área ou que o pai ou a mãe "mais estoico" fique com a criança. A resposta social à dor pode ser uma entidade de comando e de captação de atenção. Por exemplo, a criança que lesiona um joelho durante uma queda pode inicialmente não reagir como se estivesse a sentir dor até que os pais reajam secundariamente à lesão. Dependendo da reação dos pais, a criança pode desatar a chorar se os pais parecerem chateados ou "endurecer" com o apoio do encorajamento verbal dos pais. Embora se possa conceber os elementos emocionais da dor como sendo secundários à própria dor, os tons emocionais podem atuar em conjunto para modular as experiências dolorosas.

Provas indirectas e anedóticas sugerem que certos agentes farmacológicos (por exemplo, óxido nitroso e benzodiazepinas) actuam em áreas do SNC responsáveis pela influência emocional. Uma pessoa sente a dor, mas não se sente particularmente incomodada por ela. Em contrapartida, sabe-se que a angústia emocional em antecipação do desconforto reduz os limiares da dor e aumenta a reatividade. As estratégias cognitivas concebidas para provocar estados emocionais positivos podem ser eficazes na redução da ansiedade e do grau de reatividade aos estímulos dolorosos.

ELEMENTOS COMPORTAMENTAIS DA PERCEPÇÃO DA DOR

A abordagem comportamental da dor enfatiza o estudo científico das respostas comportamentais observáveis e dos seus determinantes ambientais. Por outras palavras, é o estudo da ligação entre a nossa mente e o nosso comportamento.

Os behavioristas contemporâneos ainda enfatizam a importância de observar o comportamento para compreender um indivíduo; no entanto, nem todos os behavioristas actuais aceitam a rejeição dos primeiros behavioristas dos processos de pensamento, que são frequentemente designados por cognição.

Pode ser utilizada uma variedade de técnicas para gerir o comportamento de uma criança no ambiente dentário. O estabelecimento da comunicação, combinado com uma atitude atenciosa, é o elemento-chave para desenvolver uma boa relação com qualquer doente. Consequentemente, a grande maioria das crianças requer esforços mínimos de gestão para além de fornecer informações sobre o que vai acontecer (por exemplo, dizer, mostrar e fazer). Uma ressalva importante é que cada criança responde ao seu ambiente com um estilo individualizado. Os profissionais devem ser perspicazes e flexíveis na utilização das suas técnicas de gestão e otimizar a probabilidade de um encontro bem sucedido, combinando a sua seleção de técnicas com o estilo de interação do doente. As medidas de intensidade da dor são diferentes em várias idades, como se pode ver na tabela 1.

Tabela 1: Idade e medidas de intensidade da dor

AGE	SELF-REPORT MEASURES	BEHAVIOR MEASURES	PHYSIOLOGIC MEASURES
Birth to 3 years	Not available	Of primary importance	Of secondary importance
3 to 6 years	Specialized, developmentally appropriate scales	Primary if self-report not available	Of secondary importance
>6 years	Of primary importance	Of secondary importance	Of secondary importance

CRIANÇAS E DOR

Surpreendentemente, pouco se sabe sobre as crianças e a dor. Os estudos sugerem que as alterações de desenvolvimento em resposta a estímulos dolorosos ocorrem cedo na infância. De facto, os medos antecipados de objectos dolorosos podem ser observados em crianças com cerca de um ano de idade". À medida que a criança amadurece, desenvolve um vocabulário mais alargado e conhece uma variedade de ambientes, a sua capacidade de comunicar sentimentos torna-se cada vez mais sofisticada. Paralelamente e reflectindo o desenvolvimento cognitivo da criança, surgem sinais que manifestam a evolução das competências de enfrentamento". Em geral, o limiar da dor tende a diminuir e a auto-gestão da dor torna-se mais eficaz com o aumento da idade". Tendências semelhantes de autogestão são dignas de nota no seu paciente dentário." Este fenómeno resulta, sem dúvida, da interação de múltiplos factores, incluindo a maturação das capacidades de enfrentamento, a valorização do autocontrolo e as influências sociais.

A dor associada aos procedimentos dentários ou a outros procedimentos médicos impostos pode ser fundamental para invocar a oportunidade de desenvolver e testar determinados mecanismos de autocontrolo e de defesa. Muitas crianças são eficientes nas suas capacidades de lidar com a dor e toleram o desconforto ligeiro com pouca expressão. Algumas não têm uma boa capacidade de lidar com a situação e apresentam comportamentos histéricos (ou seja, pânico extremo, gritos e lutas em antecipação ou durante pequenos desconfortos). Consequentemente, qualquer avaliação do comportamento e das respostas cognitivas de uma criança ao ambiente dentário deve ser considerada à luz das expressões adequadas à idade, dos procedimentos específicos e da utilização de sondas cognitivas.

DIFERENTES ESCALAS DE AVALIAÇÃO DA DOR

A utilização de escalas de avaliação da dor proporciona consistência entre enfermeiros e outros clínicos e fornece uma medida exacta da presença de dor, stress ou desconforto. Estas escalas não só quantificam a dor, como podem fornecer uma descrição exacta do efeito das intervenções de gestão não farmacológica e farmacológica sobre a dor.

Assim, a intensidade da dor pode ser representada pelo número de fichas de póquer selecionadas, pela classificação das expressões variáveis nos rostos felizes e tristes, pela classificação numa escala de "termómetro da dor" e pela seleção de cores

A acumulação de provas indica que a Escala Visual Analógica (EVA) (Figura 19) é um dos instrumentos de medição mais fiáveis e válidos para o auto-relato da dor em crianças. Normalmente, uma EVA é uma linha com cerca de 100 mm de comprimento, com cada extremidade ancorada por descritores extremos (por exemplo, "sem dor" versus "pior dor imaginável") ou faces felizes e tristes. O doente indica o grau de dor percebida fazendo uma marca na linha. O comprimento da linha desde a margem esquerda até à marca determina a magnitude da dor para esse indivíduo. Pensa-se que certas medições fisiológicas, especialmente a frequência cardíaca, em conjunto com o auto-relato de desconforto, acrescentam outra dimensão importante à caraterização da especificidade da resposta a estímulos dolorosos."[45]

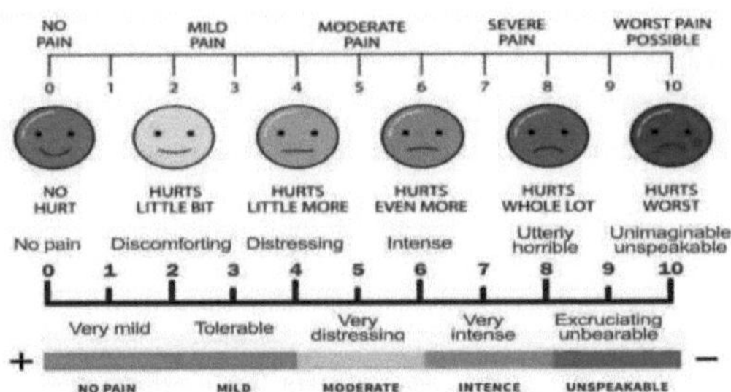

Figura 19: Escala visual analógica (EVA)

factores que tendem a exacerbar a dor em crianças com cancro e sugerir considerações de desenvolvimento para a quantificação da dor.

A utilização de escalas de avaliação da dor proporciona consistência entre enfermeiros e outros clínicos e fornece uma medida exacta da presença de dor, stress ou desconforto. Estas escalas não só quantificam a dor, como podem fornecer uma descrição exacta do efeito das intervenções de gestão não farmacológica e farmacológica sobre a dor.

É crucial identificar qualquer fonte potencial de dor para facilitar a avaliação da dor. Provas recentes sustentam que a exposição prolongada a eventos dolorosos/estressantes é prejudicial para o sistema nervoso imaturo e influencia a programação precoce do sistema neuro-imune nesta população vulnerável.[46] A maioria dos instrumentos existentes centra-se na medição da dor aguda a curto prazo com base em sinais fisiológicos e comportamentais. No entanto, existem poucos instrumentos disponíveis para medir a dor persistente em bebés pré-termo. Uma ferramenta recentemente desenvolvida, a Accumulated Pain Stressor Scale (APSS), poderia servir como uma escala de avaliação para medir a gravidade e os níveis de acuidade dos procedimentos dolorosos/estressantes a que os recém-nascidos hospitalizados são submetidos durante um determinado período de tempo.[47]

Cong X *et al* (2013)[48] resumiram as caraterísticas de muitas dessas escalas. Com base nas suas propriedades psicométricas e objetivo de utilização, a NFCS[49] (Figura 20), a Neonatal Pain, Agitation, and Sedation Scale (N-PASS)[50] (Figura 21), a escala COMFORT neo[51], a Neonatal Infant Pain Scale (NIPS),[52] (Figura 22) e a escala FLACC[53] (Figura 23) e a Wong Baker Faces Pain Scale (Figura 24) são recomendadas para a avaliação diária da dor.

1. **Idade: 0 a 3 anos:** São utilizadas várias escalas de dor para esta escala de dor, tais como a Neonatal Facial Coding Scale (NFCS), a Neonatal Pain,

Agitation and SedationScale (N-PASS) e a Neonatal Infant Pain Scale (NIPS).

Facial actions	O point	1 point
Brow bulge	Absent	Present
Eye squeeze	Absent	Present
Deepening of nasolabial furrow	Absent	Present
Open lips	Absent	Present
Mouth stretch (horizontal our vertical)	Absent	Present
Tongue tautening	Absent	Present
Tongue protrusion	Absent	Present
Chin quiver	Absent	Present
Maximal score of 8 points, considering pain ≥ 3.		

Figura 20: Escala de codificação facial neonatal (NFCS)

2. **Idade: 0 a 3 anos:** São utilizadas várias escalas de dor para esta escala de dor, tais como a Neonatal Facial Coding Scale (NFCS), a Neonatal Pain, Agitation and SedationScale (N-PASS) e a Neonatal Infant Pain Scale (NIPS).

N-PASS: Neonatal Pain, Agitation, & Sedation Scale			
Assessment Criteria	Normal	Pain / Agitation	
	0	1	2
Cry Irritability	Appropriate crying Not irritable	Irritable or crying at intervals Consolable	High-pitched or silent-continuous cry Inconsolable
Behaviour State	Appropriate for gestational age	Restless, squirming Awakens frequently	Arching, kicking Constantly awake or Arouses minimally / no movement (not sedated)
Facial Expression	Relaxed Appropriate	Any pain expression intermittent	Any pain expression continual
Extremities Tone	Relaxed hands and feet Normal tone	Intermittent clenched toes, fists or finger splay Body is not tense	Continual clenched toes, fists, or finger splay Body is tense
Vital Signs HR, RR, BP O2Sat	Within baseline or normal for gestational age	↑ 10-20% from baseline SaO_2 76-85% with stimulation - quick ↑	↑ > 20% from baseline $SaO_2 \leq 75\%$ with stimulation - slow ↑ Out of sync with vent

Figura 21: Escala de dor, agitação e sedação neonatais (N-PASS)

3. **Idade: 2 a 5 anos:** A escala FLAAC é a mais utilizada para este período etário.

NIPS Scale		
Variable	**Description**	**Score**
Facial Expression	Relaxed	0
	Grimace	1
Cry	None	0
	Whimper	1
	Vigorous cry	2
Breathing pattern	Relaxed	0
	Variable breathing	1
Arms	Relaxed	0
	Restrained	1
Legs	Relaxed	0
	Restrained	1
State of arousal	Asleep/awake (not fussy)	0
	Fussy	1

Figura 22: Escala de dor do lactente neonatal (NIPS)

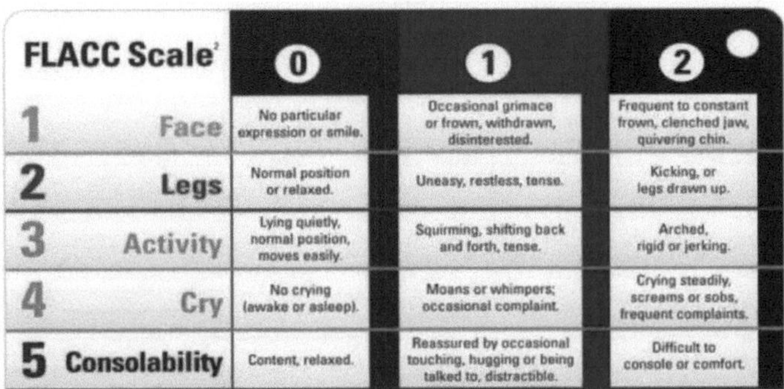

FLACC Scale	0	1	2
1 Face	No particular expression or smile.	Occasional grimace or frown, withdrawn, disinterested.	Frequent to constant frown, clenched jaw, quivering chin.
2 Legs	Normal position or relaxed.	Uneasy, restless, tense.	Kicking, or legs drawn up.
3 Activity	Lying quietly, normal position, moves easily.	Squirming, shifting back and forth, tense.	Arched, rigid or jerking.
4 Cry	No crying (awake or asleep).	Moans or whimpers; occasional complaint.	Crying steadily, screams or sobs, frequent complaints.
5 Consolability	Content, relaxed.	Reassured by occasional touching, hugging or being talked to, distractible.	Difficult to console or comfort.

Figura 23: Escala de Face, Pernas, Atividade, Choro, Consolabilidade (FLACC)

4. **Idade: 5 a 18 anos**: A escala de dor de Wong Baker Faces é a mais utilizada para este período de idade.

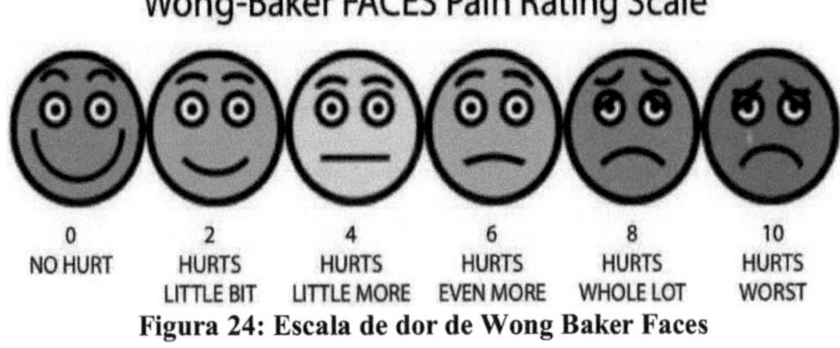

Figura 24: Escala de dor de Wong Baker Faces

A avaliação da dor deve ser feita de forma rotineira, sendo a frequência da avaliação consistente com o objetivo do tratamento. As abordagens biopsicométricas à avaliação da dor incluem a variabilidade da frequência cardíaca, as medições da condutância da pele e as técnicas orientadas para o cérebro, incluindo a electroencefagrafia, a espetroscopia de infravermelhos próximos e a ressonância magnética.[54] Estas tecnologias permitem melhorar a precisão da medição da dor em recém-nascidos, de modo a proporcionar aos clínicos uma maior variedade de intervenções e uma melhor tomada de decisões no tratamento da dor. É necessária mais investigação para integrar estas tecnologias na avaliação de rotina da dor em recém-nascidos.

Tratamento da dor na criança

O tratamento preventivo da dor refere-se à administração de um agente anestésico, medicação ou técnica antes de um evento cirúrgico com o objetivo de diminuir a dor. Os objectivos do tratamento preventivo da dor incluem a atenuação da sensibilização central, a diminuição da dor pós-operatória, a melhoria da recuperação e a redução do consumo de analgésicos no pós-operatório.[55]

O controle da dor pós-operatória em pacientes pediátricos tem sido subótimo em grande parte porque os pais frequentemente não tratam adequadamente a dor que é sentida em casa e por causa do medo de eventos adversos. A dor após o tratamento dentário sob anestesia geral está frequentemente relacionada com o número total de dentes tratados[56].

A obtenção de anestesia profunda antes do início do tratamento invasivo diminui a sensibilização central. Os anestésicos tópicos são utilizados em medicina dentária para minimizar a dor; no entanto, estes medicamentos, por si só, podem não ser suficientes para os procedimentos dentários. Os anestésicos tópicos e os produtos de venda livre que contêm benzocaína têm sido utilizados para pequenos procedimentos e para controlar a dor oral, a dentição e as úlceras. No entanto, o uso de benzocaína em crianças tem sido associado à metemoglobinemia, uma condição potencialmente fatal.

Em 2018, a Food and Drug Administration (FDA) dos Estados Unidos da América (EUA) emitiu um aviso pós-comercialização contra a utilização destes produtos em crianças com menos de dois anos e que os produtos devem ter rótulos de aviso relativos à metemoglobinemia. As técnicas de administração de anestésicos locais, as propriedades do anestésico e a agulha utilizada durante a injeção podem contribuir para a experiência de dor do doente. As técnicas de distração efectuadas no momento da injeção (por exemplo, sacudir a bochecha do doente, aplicar pressão no palato com uma pega de espelho) tiram partido da dominância do sinal da fibra Aβ e podem reduzir significativamente a intensidade da sinalização da fibra C relacionada com a dor. A tamponização ou a diminuição da acidez do anestésico local com bicarbonato de sódio pode diminuir a dor no local da injeção e o desconforto pós-operatório, aumentando o pH do anestésico.

Uma revisão sistemática recente demonstrou menores pontuações de dor após injecções de bloqueio alveolar inferior em crianças quando foi utilizada anestesia local tamponada versus não tamponada; no entanto, não houve diferença no comportamento da dor relatado pelo observador. Finalmente, a diminuição da taxa de administração do anestésico também demonstrou uma redução da dor durante a injeção. O uso de analgésicos preventivos em conjunto com anestésicos locais demonstrou aumentar a capacidade de obter anestesia pulpar em pacientes com pulpite irreversível, quando comparado com placebo, e suprimir a intensidade da dor da injeção e reduzir a dor após extracções. Os analgésicos preventivos mais frequentemente utilizados em medicina dentária são os AINEs (por exemplo, ibuprofeno) e o acetaminofeno, isoladamente ou em combinação.[57] Os analgésicos com propriedades sedativas são frequentemente administrados durante os períodos pré, peri ou pós-operatórios quando se prevê dor moderada a grave. Abordagens não-farmacológicas ao controlo da dor Os estudos sugerem que as intervenções não-farmacológicas podem ser eficazes isoladamente ou como adjuvantes de intervenções farmacológicas no controlo da dor, ansiedade e angústia relacionadas com o procedimento, com um risco mínimo de efeitos adversos. O medo e a ansiedade activam circuitos no SNC que facilitam a dor. Criar um ambiente seguro e amigável pode ajudar a criança a sentir-se mais confortável e menos stressada.

A Academia Americana de Pediatria (AAP) e a Sociedade Americana de Dor recomendam que os prestadores de cuidados de saúde reduzam os estímulos que provocam angústia e proporcionem um ambiente calmo durante os procedimentos para melhorar a gestão da dor. Estudos individuais demonstraram a eficácia das técnicas psicológicas, incluindo a preparação e a informação, a orientação ou formação dos pais, a sugestão, a alteração ou mudança da memória e as auto-afirmações de enfrentamento.

Há uma variedade de estratégias e soluções de tratamento da dor que são mais frequentemente utilizadas para os doentes jovens, enumeradas abaixo:

- Tratamento não-farmacológico da dor
- Sistemas de administração de anestesia local
- Tratamento farmacológico da dor
  a. Sedação por inalação de óxido nitroso
  b. Anestesia geral

TRATAMENTO NÃO-FARMACOLÓGICO DA DOR:

Existem cinco domínios básicos para assegurar a cooperação das crianças durante a experiência dentária. Estes são o domínio físico, o domínio farmacológico, o domínio aversivo, o domínio orientado para a recompensa e o domínio linguístico. Para a maioria dos profissionais, o domínio mais razoável é o domínio linguístico. A importância deste domínio específico é abordada mais adiante neste capítulo. No entanto, o profissional deve ter conhecimento de certas particularidades dos outros quatro domínios.[58]

DOMÍNIO FÍSICO

O domínio físico varia desde a utilização de contenção manual por um assistente dentário até à utilização de instrumentos como o Papoose Board (Olympic Medical, Seattle, Wash) e Pedi-Wrap (Clark Associates, Worcester, Massachusetts). Outros sistemas de contenção incluem fitas adesivas, lençóis com fita adesiva, faixas de pano e cintos. O uso de adereços bucais também pertence ao domínio físico para o tratamento de pacientes infantis. Obviamente, estas técnicas, quando usadas durante uma consulta, são reservadas para crianças basicamente incontroláveis. Uma alternativa à contenção física envolve geralmente o controlo por medicamentos ou anestesia geral. Estas técnicas podem ser dispendiosas e são por vezes perigosas.

O domínio físico provou ser útil no tratamento de emergências em crianças histéricas e crianças que não podem ser alcançadas na linguagem devido à sua idade. As crianças com dificuldades de desenvolvimento e as crianças que, por qualquer razão, não podem cooperar com o dentista também podem necessitar de tratamento neste domínio. A utilização de muitas técnicas no domínio físico requer explicações aos pais, tutores ou encarregados de educação. Por exemplo, a utilização de uma prancha de papoose numa criança normal exige um consentimento informado.

DOMÍNIO FARMACOLÓGICO

Este domínio inclui modalidades tão seguras e fáceis de administrar como o óxido nitroso/oxigénio até ao tratamento profundo proporcionado pela anestesia geral em ambiente hospitalar. Obviamente, qualquer fármaco que tenha a capacidade de diminuir a respiração, deprimir o reflexo de vómito, deixar a criança sonolenta ou provocar o sono é potencialmente perigoso. Quanto mais pequena for a criança, mais dramático é o perigo. Os dentistas que desejam trabalhar com medicamentos precisam de ter formação em tais técnicas, equipamento de monitorização adequado e um protocolo que garanta a segurança da criança. Mais uma vez, este domínio exige que os pais compreendam as técnicas, os riscos e as alternativas.

DOMÍNIO AVERSIVO

Uma técnica pode ser descrita como aversiva se a sua utilização numa criança for suficientemente desagradável para que a criança coopere de forma a evitar a técnica. As palmadas dos pais são um exemplo de gestão aversiva. De um modo geral, os dentistas que trabalham com crianças abstêm-se ou desejam abster-se de introduzir qualquer tipo de aversão à consulta dentária. Algumas técnicas físicas podem ser consideradas aversivas se forem usadas ou parecerem ser usadas como castigo. Tais práticas devem ser evitadas: são injustificadas; são legalmente perigosas; e provavelmente serão ineficazes. A mão sobre a boca (HOM), por vezes descrita como exercício de mão sobre a boca ou HOME, é considerada por muitos como uma técnica aversiva. Pode ser praticada como tal, embora, como será discutido mais tarde, também possa ser praticada como uma técnica linguística. No entanto, se for praticada de forma aversiva para acalmar uma criança que chora ou grita, o clínico deve obter o consentimento informado dos pais ou do tutor. A utilização da HOM, bem como de outras técnicas, é abordada nas diretrizes desenvolvidas pela Academia Americana de Odontopediatria." Qualquer dentista ativo no tratamento de crianças deve ter conhecimento destas diretrizes.

DOMÍNIO ORIENTADO PARA A RECOMPENSA

As recompensas podem ser utilizadas para assegurar a cooperação da criança. A recompensa pode ser organizada pelo dentista, pelos pais ou pelos dois em conjunto. A utilização de recompensas pelos pais pode ter um efeito negativo na consulta. A criança pode interpretar mal as intenções dos pais ao oferecerem uma recompensa, porque pensam que a consulta dentária vai ser difícil, assustadora ou assustadora para a criança. Algumas crianças que vêem que estão a receber uma recompensa invulgar podem também concluir que quanto maior for a sua ansiedade em relação à próxima consulta dentária, maior será a recompensa. Regra geral, peço aos pais que não prometam coisas como gelados ou brinquedos como recompensa por ir ao dentista antes da consulta dentária. Depois, a recompensa pode ser uma surpresa, e a surpresa não terá qualquer consequência sobre o que já aconteceu durante a consulta dentária.

DOMÍNIO LINGUÍSTICO

As técnicas linguísticas são as técnicas de comunicação que envolvem a conversa do dentista com a criança e da criança com o dentista."[58] Por isso, a maturidade na linguagem é importante para o doente infantil. Para a quase completa maioria das crianças normalmente desenvolvidas e normalmente socializadas que não têm deficiências mentais ou emocionais, o processo de amadurecimento da linguagem através da conversação ocorre entre os 2 e os 4 anos de idade. A grande maioria das crianças é competente na linguagem por volta do seu terceiro aniversário. Poucas crianças são competentes para cooperar através da linguagem durante uma consulta dentária complicada, como uma sessão operatória, antes dos 30 meses de idade, e quase todas as crianças (normais) são competentes aos 42 meses de idade. Por conseguinte, regra geral, nenhuma criança é competente na linguagem antes do segundo aniversário e depois do quarto aniversário. O domínio linguístico exige que o dentista seja um comunicador. O dentista será um treinador, um treinador, um recompensador, um psicólogo, um distractor e uma figura de autoridade quando utiliza técnicas linguísticas.

Estes métodos dão prioridade à compreensão e à abordagem das causas subjacentes aos comportamentos difíceis, promovendo interações positivas e fomentando as competências de autorregulação. Ao enfatizar a comunicação, a consistência e o reforço positivo, estas estratégias capacitam os prestadores de cuidados e educadores a criar ambientes estimulantes onde as crianças podem prosperar emocional, social e academicamente. Existem algumas técnicas eficazes normalmente utilizadas em Odontopediatria. Algumas delas são descritas a seguir.

DESSENSIBILIZAÇÃO

Esta técnica foi demonstrada por James e popularizada por Wolpe.[59] Significa retirar a sensibilidade a um tipo de comportamento. Nestas situações, a ligação percebida entre o estímulo e a resposta de ansiedade é enfraquecida. Wolpe utilizou o relaxamento como inibidor da ansiedade - imagens visuais de estímulos provocadores de ansiedade com o paciente mantendo um profundo relaxamento muscular.

A técnica requer uma hierarquia de estímulos de medo, em que o paciente vence o medo ou a ansiedade em relação a estímulos de baixa ou moderada ansiedade antes de abordar os estímulos mais dramáticos. Gale e Ayer escreveram uma descrição desta técnica utilizada com a fobia dentária.[60] A técnica geralmente envolve ensinar o paciente a induzir um estado de relaxamento muscular profundo e, enquanto o paciente está no estado de relaxamento, diz-lhe para imaginar cenas que são relevantes para os seus medos. As cenas imaginárias são apresentadas ao doente de forma gradual, de modo a que as cenas que provocam apenas uma ansiedade mínima sejam inicialmente descritas e, gradualmente, sejam apresentadas situações mais stressantes.

A dessensibilização preventiva é filosoficamente possível para o doente dentário infantil que se aproxima da primeira consulta dentária. Uma introdução gradual da criança à medicina dentária, abordagens TSD e a realização de procedimentos fáceis (exame, profilaxia, tratamento com flúor, instrução de escovagem) são aspectos da dessensibilização preventiva. O conflito no termo dessensibilização preventiva deve-se ao facto de, logicamente, nada poder ser dessensibilizado a não ser que tenha sido previamente sensibilizado. No entanto, devido aos meios de comunicação social e aos medos adquiridos dos irmãos, dos colegas e dos pais, é razoável acreditar que a maioria das crianças com 30 meses ou mais está, em certa medida, sensibilizada antes da sua primeira consulta. Além disso, as consultas médicas podem ter sensibilizado a criança para qualquer ambiente clínico.[61]

Howitt e Stricker[3] abordaram a hierarquia dos estímulos geradores de ansiedade na experiência dentária das crianças como Injeção > Exposição ao ambiente dentário > Broca dentária > Dique de borracha > Instrumentos manuais > Profilaxia.

DISTRACÇÃO

Trata-se de um método mais recente de gestão do comportamento em que o paciente é distraído dos sons e/ou da visão do tratamento dentário, reduzindo assim a ansiedade. O objetivo é relaxar o doente e reduzir a ansiedade durante o tratamento. Utilizar histórias e contos de fadas. Utilizar música instrumental lenta. O efeito de relaxamento da música e o som da música eliminam os sons dentários desagradáveis, como o som da peça de mão.

A escolha da distração é feita pelo doente; isto ajudará a criança a ganhar controlo sobre o estímulo desagradável e dar-lhe-á a sensação de estar num ambiente familiar.

A criança que vê a apresentação audiovisual terá uma distração multissensorial, uma vez que tenderá a concentrar-se no ecrã da televisão, afastando assim a visão do tratamento dentário, e o som do programa ajudará a eliminar os sons dentários desagradáveis, como o som da peça de mão. Esta técnica permite obter um efeito placebo.

Existem principalmente 3 tipos:

1) Distração áudio
2) Distração audiovisual
3) Distração ativa

1) Distração áudio:

O doente ouve a apresentação áudio através de auscultadores durante o tratamento (Figura 25).

Estudos conduzidos por **Singh D *et al* (2014)**[62] concluíram que a distração áudio diminui a ansiedade de forma significativa. No entanto, nestes estudos, a comparação foi feita com um grupo de controlo em que não foi utilizada qualquer outra técnica.

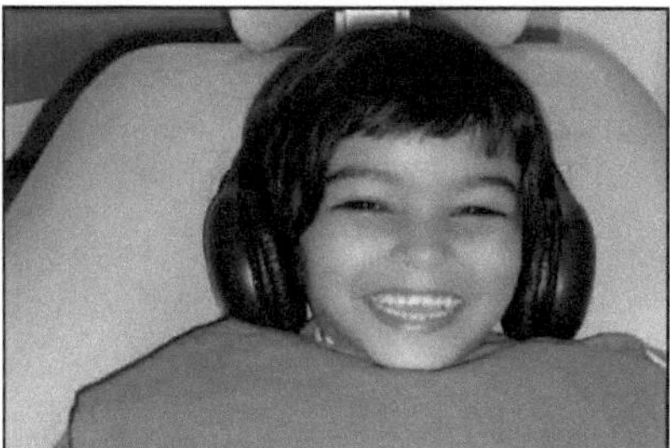

Figura 25: Distração de áudio

2) **Distração audiovisual:**

Durante todo o tratamento, o doente recebe uma apresentação audiovisual através da televisão (Figura 26). O mesmo pode ser feito através de videojogos.

Num estudo realizado por **Nuvvula S** ***et al*** **(2015)**[63], 83,3% das crianças apresentaram um comportamento positivo no grupo de distração audiovisual, em comparação com 60% no grupo de distração sonora durante a administração de AL. No entanto, foram relatadas algumas limitações com o uso de óculos, como indisponibilidade em tamanho pequeno, alto custo, necessidade de esterilização e obstáculos durante a comunicação.

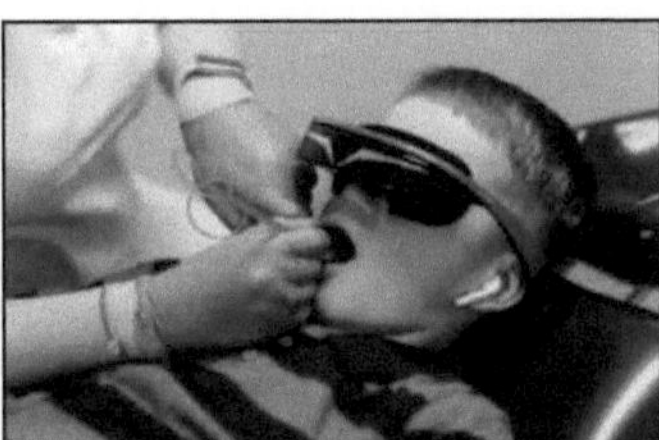

Figura 26: Distração audiovisual

3) **Distração ativa:**

Tirupathi S ***et al*** **(2019)**[64] realizaram um estudo sobre a distração do movimento ocular no qual foram incluídas crianças que apresentavam um comportamento negativo ou eram fóbicas de agulhas. Estas estavam menos ansiosas do que as crianças do grupo de controlo. O autor defendeu a utilização desta técnica, uma vez que não requer qualquer equipamento adicional e pode ser facilmente executada.

HIPNOSE

Foi sugerida pela primeira vez por Franz A Mesmer, um médico vienense, em 1773. É definida como um estado de relaxamento mental e de consciência restrita, no qual os indivíduos estão normalmente absorvidos nas suas experiências interiores, tais como imagens, são menos analíticos e lógicos no seu pensamento e têm uma maior capacidade de responder a sugestões de uma forma automática e dissociada.

Utilizações:

Hennon descreveu as seguintes utilizações:

- ✓ Para reduzir o nervosismo e a apreensão.
- ✓ Eliminar os mecanismos de defesa que os pacientes utilizam para adiar o trabalho dentário
- ✓ Para controlar as lacunas funcionais ou psicossomáticas.
- ✓ Para prevenir a sucção do polegar e o bruxismo.
- ✓ Para induzir a anestesia.

Técnica:

- ➢ **Preparação do paciente**: É importante obter o consentimento informado dos pais e da criança, de acordo com a Lei da Criança de 1989, que estabelece que os desejos e sentimentos das crianças devem ser incorporados na decisão que lhes diz respeito. Deve ser dada uma explicação verbal simples sobre a hipnose e devem ser respondidas todas as perguntas que os pais ou a criança possam ter.

- **A indução hipnótica**: A hipnose começa com uma técnica de indução. O objetivo é descontrair o paciente e incitá-lo a concentrar-se. A indução comporta essencialmente três partes: Focalizar a atenção do sujeito num estímulo de uma modalidade particular, que pode ser visual, como a focalização na luz de uma lâmpada.

  mão estendida ou sensação corporal como calor, frio, formigueiro Dar instruções repetidas que sugiram relaxamento e conforto. A combinação de concentração e sugestão para desenvolver um efeito mais poderoso, por exemplo, com cada respiração sente-se mais relaxado.

- **Aprofundamento**: O aprofundamento do estado hipnótico envolve o uso sequencial de três ou quatro induções diferentes. A utilização de várias induções diferentes, centrando a atenção da criança em diferentes modalidades, permite ao clínico ver como a criança responde e selecionar o método mais adequado.

- **Sugestão pós-hipnótica**: Estas sugestões dadas pelo clínico durante a hipnose têm como objetivo alterar os sentimentos, pensamentos e comportamento do paciente posteriormente, por exemplo, a sugestão de que o paciente ficará relaxado, calmo, confiante após o tratamento ou que na próxima visita a experiência hipnótica será mais profunda, mais fácil e rapidamente induzida.

- **Alteração do paciente após a terapia**: Trata-se de um processo que consiste em fazer o paciente sair do estado hipnótico e reorientar-se para o seu ambiente normal. Informar o paciente de que, ao contar de um a cinco, a sua pálpebra fica mais clara e abre-se no fim da contagem.

SISTEMAS DE ADMINISTRAÇÃO DE ANESTESIA LOCAL

A anestesia tem sido uma bênção para o ramo da medicina e da medicina dentária, uma vez que ajuda o cirurgião a efetuar intervenções cirúrgicas sem dor. A anestesia local foi descoberta no ano de 1884 por Karl Koller. A aplicação eficaz da anestesia local depende de factores como o conhecimento das estruturas anatómicas, neuroanatomia, dispositivos e métodos de aplicação da anestesia local, etc.[65]

Um dentista tem de realizar procedimentos como cirurgias, tratamentos de canais radiculares, extracções, etc., que são frequentemente dolorosos. O principal objetivo do dentista é assegurar que estes procedimentos dentários causam o mínimo de dor aos doentes e, embora a dor diminua após a administração da anestesia local, a administração da anestesia local pode, por vezes, ser dolorosa.[66] A forma convencional de administrar a anestesia local utilizando seringa e agulha parece aumentar a apreensão e a ansiedade do doente mesmo antes do início dos procedimentos dentários. Por conseguinte, é imperativo estar informado sobre algumas técnicas mais recentes de administração de anestesia local, a fim de ultrapassar os obstáculos anteriormente referidos.[67] Também é importante que um odontopediatra incuta uma atitude dentária positiva numa criança, a fim de reduzir a apreensão relativamente a futuros tratamentos dentários.

Assim, é importante que o dentista pediátrico esteja informado sobre os métodos mais recentes e futuros dos sistemas de administração de anestesia local que o ajudarão definitivamente a gerir uma prática dentária indolor e a inculcar nos doentes uma perspetiva positiva dos procedimentos dentários .[68]

Embora o método de administração de anestesia local habitualmente utilizado continue a ser o das agulhas e seringas convencionais, há alguns avanços mais recentes no domínio da anestesia local. Alguns deles incluem a administração de anestesia local controlada por computador, sistemas vibrotácteis, anestesia intra-óssea, injectores de jato, etc.

1) ADMINISTRAÇÃO DE ANESTESIA LOCAL CONTROLADA POR COMPUTADOR

(CCLAD) SISTEMA

Os sistemas de administração de anestesia local controlados por computador permitem a regulação da taxa de fluxo do anestésico local através de computadores e, por conseguinte, minimizam a dor, administrando a anestesia lentamente e a uma velocidade constante.[69] É importante que o operador analise o design do sistema, que inclui parâmetros como o peso, a gestão de infecções, a velocidade e o modo de injeção do medicamento, a possibilidade de aspiração, etc., antes de escolher um sistema adequado.[70] O primeiro CCLAD utilizado foi o sistema Wand (introduzido em 1997) e algumas versões subsequentes incluem o Wand Plus e o CompuDent (Figura 27). A seringa Comfort Control (introduzida em 2001) é outro dispositivo que difere do sistema Wand na medida em que não possui um pedal de controlo.[71]

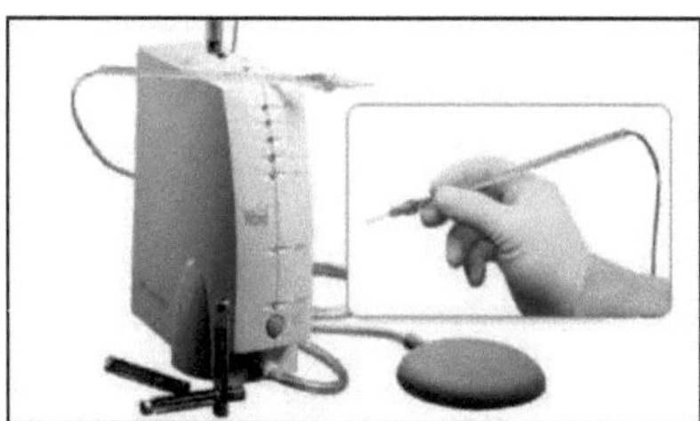

Figura 27: Administração de anestesia local controlada por computador

a) Sistema de varinha:

Este sistema ajuda o operador a colocar a agulha no local a anestesiar com a precisão da ponta do dedo e um melhor controlo em comparação com as seringas tradicionais. O anestésico local é administrado a uma taxa constante com a utilização do controlo ativado pelo pé neste sistema. A peça de mão é leve e pode ser agarrada com uma caneta para melhores sensações tácteis.[72] Isto deve-se ao facto de a seringa estar contida no sistema principal, ao contrário de outros dispositivos (como o Quick sleeper) que as contêm nas peças de mão.[73] Os cartuchos usados no sistema Wand são instalados na unidade principal e o assistente pode trocar o cartucho durante a anestesia, mas 0,3-0,4 ml de solução são perdidos neste método.[74] O tempo de aspiração no sistema Wand convencional (Figura 28) era inicialmente de cerca de 14 segundos, que agora foi reduzido para 5 segundos na versão avançada do sistema, WandPlus. **Feda M *et al* (2010)**[74] e **Mittal M *et al* (2015)**[75] relataram que o CCLAD provou ser vantajoso ao administrar a anestesia palatina, reduzindo a dor em comparação com a anestesia bucal.

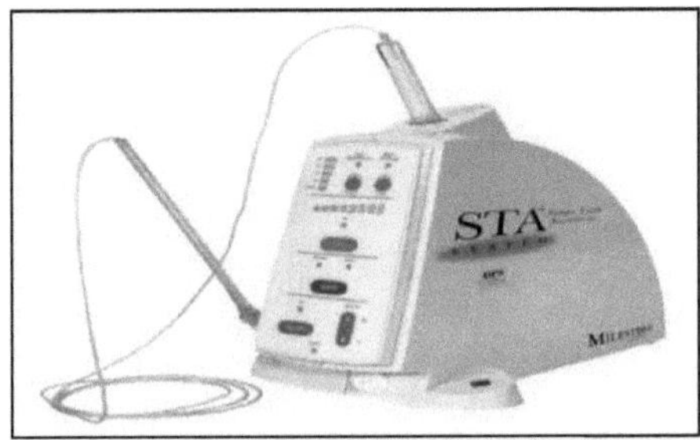

Figura 28: Sistema de varinha

b) Sistema Computer Comfort Syringe (CCS):

O sistema Computer Comfort Syringe (Figura 29) é constituído por uma unidade de base, uma seringa e nenhum pedal de controlo, ao contrário do sistema Wand. A injeção e a aspiração podem ser controladas com a ajuda da própria seringa e a solução é depositada nos tecidos desejados, independentemente da resistência oferecida.[76] Isto torna a sua utilização mais fácil para os profissionais, que estão habituados a utilizar a técnica tradicional de seringa e agulha. A unidade de base tem um visor digital que indica o tempo decorrido, a taxa e o volume de anestésico injetado. Quando comparado com o sistema Wand, o CCS não é tão preferido como o primeiro devido ao volume do dispositivo, mas no entanto, o CCS tem uma maior vantagem sobre o método convencional de administração de anestesia.[77]

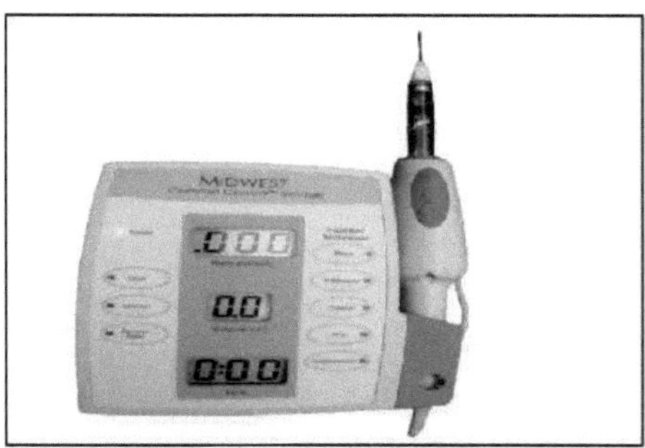

Figura 29: Seringa controlada por computador

2) INJECTORES DE JATO:

As injecções em jato funcionam através de um mecanismo (Figura 30) de energia mecânica que é utilizado para libertar a pressão, permitindo assim que o medicamento líquido seja empurrado através de um pequeno orifício.[78] Isto permite a criação de uma coluna fina de fluido que permitirá a deposição de anestésico no tecido subcutâneo sem a utilização de uma agulha. As injecções a jato têm a vantagem de permitir uma rápida administração e absorção do fármaco, menos danos nos tecidos e menos dor. As marcas de injecções a jato habitualmente utilizadas são Syrijet Mark II, Med H Jet III, etc.[79]

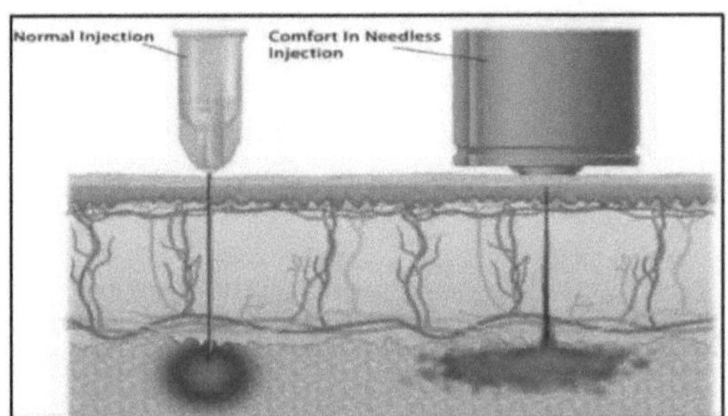

Figura 30: Mecanismo dos injectores de jato

a) MED JET H III:

Este sistema (Figura 31) foi desenvolvido no ano de 2011. Neste sistema, a medicação é dirigida através de um pequeno orifício que é 7 vezes mais pequeno do que a agulha de menor diâmetro. A sua precisão é inquestionável e administra o anestésico a baixa pressão, não comprometendo a segurança do ambiente, o conforto do doente e a adesão do utilizador.

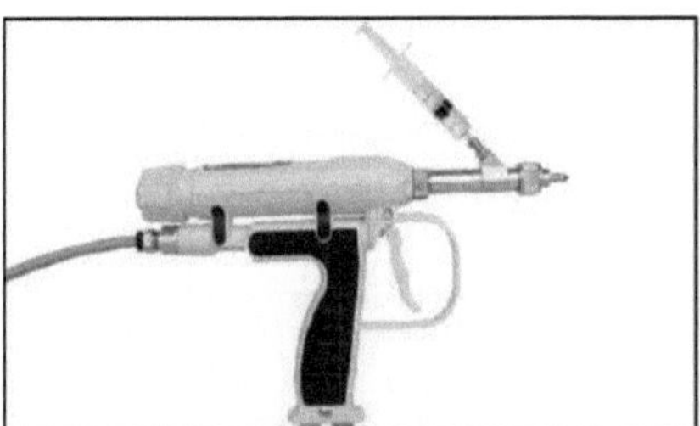

Figura 31: Med Jet H III

b) SYRIJET MARK II:

A Syrijet tem sido utilizada nos últimos 40 anos e também sofreu alguns pequenos avanços. A unidade utiliza seringas de 1,8 cc, o que ajuda a administrar a solução anestésica local de 0-0,2 cc e é reutilizável, uma vez que pode ser autoclavada.[80] De acordo com **Greenfield W *et al* (1973)**[81] e **Karpinski J *et al* (1972)**[(82)], os procedimentos cirúrgicos menores, como a remoção de dentes anteriores decíduos e incisivos centrais e laterais permanentes, procedimentos em tecidos moles, remoção de espículas ósseas, aplicação e remoção de barras de arco e fios de ligadura, podem ser efectuados apenas com a utilização da Syrijet.

Os procedimentos que podem exigir bloqueios locais adicionais incluem a extração de dentes anteriores permanentes e de dentes posteriores decíduos, enquanto a extração de dentes posteriores permanentes exige geralmente a utilização de bloqueios locais adicionais. Assim, pode concluir-se que determinados procedimentos podem ser realizados apenas com a utilização do Syrijet (Figura 32), enquanto outros procedimentos necessitariam de uma medida anestésica adjuvante, mas a perceção da dor foi reduzida em grande medida em comparação com o sistema convencional de administração de anestesia local [82].

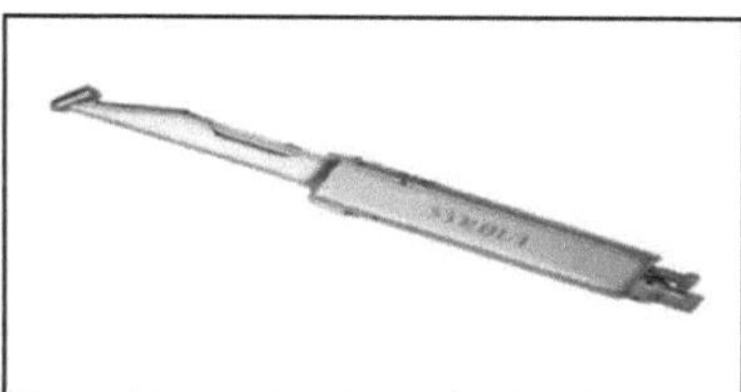

Figura 32: Syrijet Mark II

3) SERINGAS DENTÁRIAS DE SEGURANÇA:

As agulhas de segurança (Figura 33) são utilizadas para evitar que o prestador de cuidados de saúde sofra ferimentos por picada de agulha, uma vez que estas agulhas especiais têm uma bainha que cobre a agulha assim que esta é removida dos tecidos.[83] Algumas agulhas de segurança habitualmente utilizadas são a seringa Hyposafety, a seringa Ultrasafety plus XL, a seringa Ultrasafe, a seringa SafetyWand, etc. No entanto, não se considera que estas seringas sejam melhores do que as seringas convencionais e não ajudam suficientemente na prevenção de ferimentos por picada de agulha.[84,85]

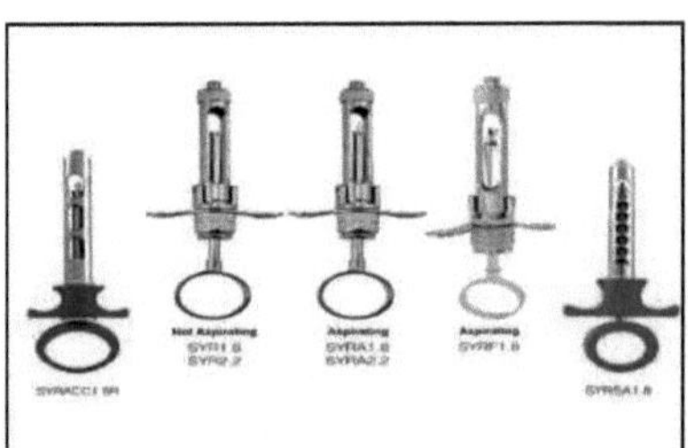

Figura 33: Seringa dentária de segurança

4) ANESTESIA TÓPICA:

a) Adesivos de lidocaína:

Os adesivos de lidocaína (Figura 34) têm uma base muco-adesiva e administram o anestésico local por via trans-oral. É normalmente utilizado para procedimentos superficiais da mucosa e da gengiva e antes da picada com agulha na mucosa. É absorvido pela membrana mucosa e o efeito é observado em 2 minutos e dura até 30 minutos após a remoção do adesivo. As desvantagens deste sistema são o custo elevado e a fraca adesão à mucosa oral[86].

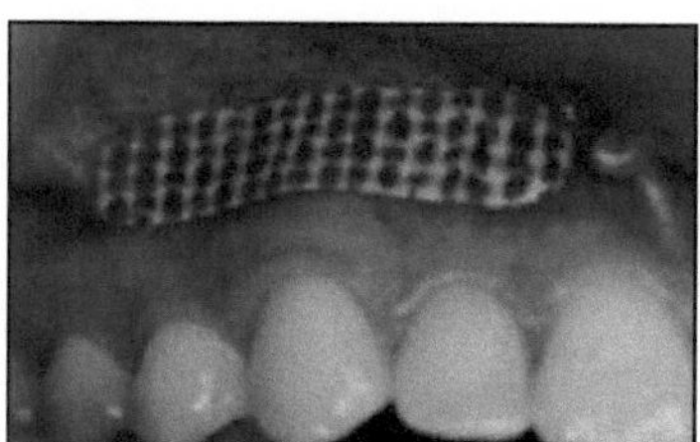

Figura 34: Adesivo de lidocaína

b) Creme EMLA:

EMLA significa misturas eutécticas para anestesia local e é geralmente utilizado como anestésico tópico. Estes cremes têm pontos de fusão mais baixos e são facilmente absorvidos pela mucosa oral, sendo utilizados para procedimentos que causam dor ligeira. Consiste em uma mistura de 2,5% de prilocaína e 2,5% de lidocaína na proporção de 1:1.[87] E embora mostre resultados satisfatórios para o uso pediátrico do creme, pesquisas adicionais ainda precisam ser realizadas para determinar os efeitos adversos e a prevenção de overdose do anestésico.[88]

c) Sprays intranasais:

Trata-se de uma mistura de cloridrato de tetracaína a 3% e oximetazolina a 0,05%. Um dispositivo doseador é utilizado para infiltrar uma solução anestésica através das narinas para anestesiar os dentes anteriores superiores, caninos e pré-molares. Reduz o sangramento por induzir a vasoconstrição dos vasos sanguíneos regionais, tornando o campo operatório favorável à cirurgia.[89]

2) ANALGESIA A LASER:

Os lasers dentários são normalmente utilizados para vários fins, incluindo cirurgia de tecidos moles, preparação de cavidades e tratamento periodontal (Figura 35). A analgesia por laser em medicina dentária envolve a utilização de lasers em áreas específicas da cavidade oral para aliviar a dor antes, durante ou após os procedimentos dentários[90].

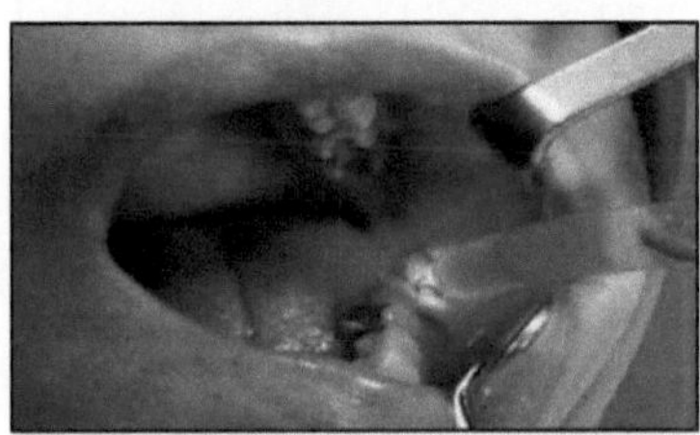

Figura 35: Analgesia a laser

Existem várias formas através das quais os lasers podem ajudar a gerir a dor em medicina dentária:

- ✓ **Dessensibilização dos nervos**: A terapia laser pode ser utilizada para dessensibilizar os nervos nos tecidos orais, reduzindo a sensibilidade aos estímulos de dor. Isto pode ser particularmente benéfico para pacientes com dentes ou gengivas hipersensíveis.
- ✓ **Redução da inflamação**: A terapia laser tem efeitos anti-inflamatórios, que podem ajudar a reduzir a inflamação e o inchaço nos tecidos orais. Isto pode

contribuir para o alívio da dor e para uma cicatrização mais rápida após os procedimentos dentários.

Efeitos analgésicos: A terapia laser pode estimular a libertação de endorfinas e de outros químicos naturais que aliviam a dor no corpo, proporcionando efeitos analgésicos e reduzindo a perceção da dor.

- ✓ **Cicatrização de feridas**: A terapia laser pode promover uma cicatrização mais rápida das feridas, aumentando o fluxo sanguíneo para a área tratada e estimulando os processos de reparação celular. Isto pode ajudar a aliviar o desconforto associado a feridas e lesões orais.
- ✓ **Tratamento de doenças orais**: A terapia laser pode ser utilizada para tratar várias doenças orais, tais como úlceras orais, perturbações da articulação temporomandibular (ATM) e mucosite oral, que podem causar dor e desconforto.

A analgesia a laser em medicina dentária oferece várias vantagens, incluindo precisão, invasividade mínima e desconforto pós-operatório reduzido. No entanto, a sua eficácia pode variar consoante o tipo de procedimento, a resposta individual do doente e outros factores. Os dentistas que utilizam a tecnologia laser para o controlo da dor recebem formação especializada para garantir a segurança e a eficácia do tratamento. Em geral, a analgesia a laser pode ser uma ferramenta valiosa no arsenal do dentista para melhorar o conforto do paciente durante os cuidados dentários.

Proporcionar uma medicina dentária sem dor tem sido uma das principais preocupações de muitos dentistas. O maior receio de um doente é a agulha e a seringa e a dor que lhes está associada. Os métodos acima referidos podem revelar-se úteis na gestão da dor em certos casos de doentes apreensivos e ansiosos. Estes métodos servirão o seu objetivo, tornando as visitas ao dentista agradáveis para os doentes pediátricos e também ajudarão a incutir-lhes uma atitude dentária positiva em relação a futuros tratamentos. Embora alguns destes procedimentos sejam demorados e/ou dispendiosos, são métodos testados e comprovados e podem ser utilizados de acordo com as necessidades, a viabilidade e a disponibilidade de equipamento de cada um. Apesar destes avanços, alguns dentistas preferem empregar as técnicas convencionais, mas os métodos mais recentes ajudarão a prestar cuidados de saúde dentária eficientes e eficazes, com maior satisfação do doente e menor desconforto.

TRATAMENTO FARMACOLÓGICO DA DOR

Em Odontopediatria, a gestão eficaz da dor é fundamental para garantir uma experiência dentária positiva e promover a saúde oral. As abordagens farmacológicas adaptadas às necessidades das crianças desempenham um papel crucial no alívio do desconforto durante os procedimentos dentários . As intervenções farmacológicas adaptadas aos aspectos fisiológicos e psicológicos únicos dos doentes pediátricos são ferramentas indispensáveis neste esforço. Os anestésicos locais, os analgésicos e os medicamentos adjuvantes são cuidadosamente selecionados e administrados para minimizar o desconforto e a ansiedade associados aos procedimentos dentários, melhorando assim a experiência global tanto para os jovens pacientes como para os seus cuidadores.

Desde os anestésicos locais aos anti-inflamatórios não esteróides (AINEs) e sedativos, a seleção e administração cuidadosas de medicamentos requerem uma compreensão diferenciada da fisiologia pediátrica e das respostas comportamentais. A implementação de práticas baseadas em provas e a consideração de factores como a dosagem, a formulação e os potenciais efeitos adversos são essenciais para proporcionar um controlo seguro e eficaz da dor aos jovens pacientes dentários. Ao integrar intervenções farmacológicas em planos de tratamento abrangentes, os profissionais de medicina dentária podem atenuar a dor e a ansiedade, promovendo um ambiente de apoio conducente a resultados óptimos em termos de saúde oral nas crianças.

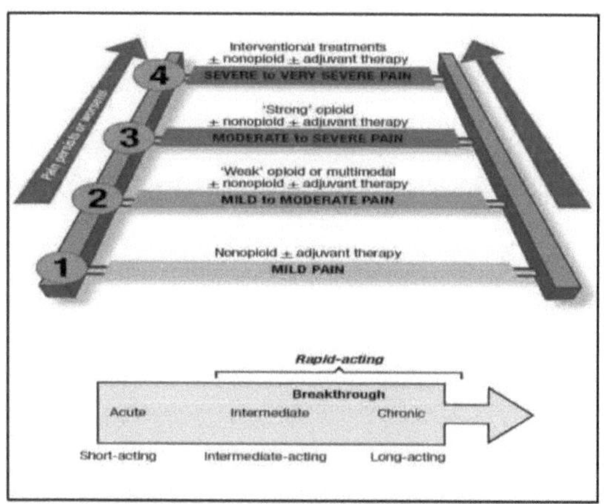

Figura 36: Escada de dor da OMS

A Escada da Dor da OMS (Figura 36) é uma estrutura amplamente reconhecida e utilizada para a gestão da dor, particularmente em doentes com cancro. Desenvolvida pela Organização Mundial de Saúde (OMS) na década de

1980, a Escada da Dor proporciona uma abordagem faseada para o tratamento da dor, realçando a utilização de medicamentos analgésicos de forma sistemática e progressiva. A sua estrutura hierárquica orienta os profissionais de saúde na adaptação do tratamento à intensidade da dor sentida pelo doente, começando com medicamentos não opiáceos e aumentando para opiáceos conforme necessário, incorporando também terapias adjuvantes para otimizar o alívio da dor e melhorar a qualidade de vida. A simplicidade e a eficácia da Escada da Dor da OMS tornaram-na uma pedra angular na gestão das condições de dor aguda e crónica em todo o mundo.[91]

A escada da dor da OMS é uma diretriz para a gestão da dor, particularmente em doentes com cancro. É constituída por três etapas:

Passo 1: Analgésicos não opiáceos (por exemplo, paracetamol, AINE) para dores ligeiras.

Etapa 2: Opiáceos fracos (por exemplo, codeína, tramadol) para dores ligeiras a moderadas, em combinação com analgésicos não opiáceos.

Etapa 3: Opióides fortes (por exemplo, morfina, oxicodona) para a dor moderada a grave, frequentemente em combinação com analgésicos não opióides e medicamentos adjuvantes (por exemplo, antidepressivos, anticonvulsivantes) para a dor neuropática.

A ideia é começar com a dose eficaz mais baixa e progredir para medicamentos mais fortes conforme necessário, considerando também terapias adjuvantes para determinados tipos de dor.

A maioria das crianças pode ser gerida eficazmente utilizando as técnicas descritas na orientação básica do comportamento. Estas técnicas básicas de orientação comportamental devem constituir a base de todas as actividades de gestão fornecidas pelo dentista. No entanto, as crianças apresentam ocasionalmente considerações comportamentais que requerem técnicas mais avançadas. Estas crianças muitas vezes não podem cooperar devido à falta de maturidade psicológica ou emocional e/ou incapacidade mental, física ou médica. As técnicas avançadas de orientação comportamental normalmente utilizadas incluem a estabilização protetora e a sedação. A compreensão atual da saúde oral pediátrica inclui a ausência de medo e ansiedade dentários, bem como estruturas orais saudáveis, com o objetivo de formar a base para uma boa saúde oral ao longo da vida. Reconhecendo a necessidade crescente de utilização electiva e de emergência de agentes sedativos e a importância de proporcionar um tratamento indolor às crianças, são importantes diretrizes para a utilização de agentes sedativos em crianças. Os dentistas pediátricos devem estar conscientes de que a sedação representa um continuum. Assim, um doente pode passar facilmente de um nível ligeiro de sedação para um nível mais profundo, o que pode resultar na perda dos reflexos protectores do doente. A distinção entre sedação consciente e sedação profunda é feita com o objetivo de descrever o nível de monitorização necessário, bem como a responsabilidade do dentista.

Algumas definições são mencionadas a seguir:

Sedação consciente: "Um nível de consciência minimamente deprimido que mantém a capacidade do doente de manter as vias respiratórias de forma independente e contínua e de responder adequadamente a estímulos físicos ou comandos verbais e que é produzido por um método farmacológico ou não farmacológico ou por uma combinação dos mesmos."[3]

Sedação profunda: "Depressão da consciência induzida por fármacos durante a qual os doentes não podem ser despertados, mas respondem propositadamente após estímulos repetidos ou dolorosos. A capacidade de manter a função ventilatória de forma autónoma pode estar comprometida. Os doentes podem necessitar de assistência para manter as vias aéreas desobstruídas e a ventilação espontânea pode ser inadequada. A função cardiovascular é normalmente mantida"[3].

Sedação mínima: "Um estado induzido por fármacos durante o qual os doentes respondem normalmente a comandos verbais. Embora a função cognitiva e a coordenação possam estar comprometidas, as funções ventilatórias e cardiovasculares não são afectadas."[3]

Em Odontopediatria, é fundamental gerir a ansiedade e garantir o conforto durante os procedimentos dentários. As técnicas de sedação desempenham um papel crucial na concretização deste objetivo, oferecendo um espetro de opções adaptadas à idade da criança, ao historial médico e à complexidade do procedimento. Desde técnicas de sedação mínima, como o óxido nitroso, até à sedação mais profunda ou anestesia geral, o objetivo é criar um ambiente seguro e calmante, melhorando a experiência dentária geral, tanto para a criança como para a equipa dentária.

TÉCNICAS DE SEDAÇÃO

Há uma variedade de métodos para produzir sedação ou alteração do humor no paciente pediátrico. Estes procedimentos sistémicos baseiam-se na utilização criteriosa de vários fármacos que produzem sedação como um dos seus principais efeitos. Os fármacos sedativos podem ser administrados por inalação, via oral, rectal, submucosa, intramuscular (IM) ou intravenosa (IV). Combinações de fármacos e seleção específica de vias de administração para maximizar o efeito e aumentar a segurança, bem como a aceitabilidade do doente 92
são comuns[92].

O principal objetivo destas técnicas é produzir um paciente quiescente para garantir a melhor qualidade dos cuidados e ajudar a treinar uma criança para aceitar de bom grado os cuidados dentários. Outro objetivo pode ser a realização de um plano de tratamento mais complexo ou longo num período mais curto, prolongando os tempos de consulta, reduzindo assim o número de visitas repetidas necessárias. As várias vias de sedação consciente são:

VIA DE INALAÇÃO:

A técnica de sedação por inalação envolve a administração de medicamentos sedativos por inalação, normalmente através de uma máscara ou de um dispositivo especializado. Este método permite a administração controlada de sedativos, como o óxido nitroso ou outros gases anestésicos, para induzir um estado de relaxamento ou inconsciência em doentes submetidos a vários procedimentos médicos. Ao ajustar a concentração e a duração da inalação, os profissionais de saúde podem adaptar o nível de sedação às necessidades específicas de cada doente, garantindo um conforto e uma segurança óptimos durante todo o procedimento.[93]

Caraterísticas:

- ✓ Mais fiável em termos de início e recuperação.
- ✓ A eficácia é reduzida quando as crianças têm objecções ao capuz nasal ou têm dificuldade em respirar pelo nariz.
- ✓ A utilização de um dique de borracha melhora o efeito da sedação e reduz a poluição atmosférica.

ROTA ORAL:

A técnica oral de sedação envolve a administração de medicamentos sedativos por via oral, normalmente sob a forma de comprimidos ou líquidos. Este método é normalmente utilizado para induzir o relaxamento e aliviar a ansiedade em doentes submetidos a vários procedimentos médicos, como tratamentos dentários ou pequenas cirurgias. A via oral oferece uma abordagem cómoda e não invasiva à sedação, permitindo aos doentes autoadministrar os medicamentos antes do procedimento ou sob a supervisão de profissionais de saúde. A dosagem e o tempo adequados são cruciais para atingir o nível desejado de sedação, minimizando os riscos e garantindo o conforto e a segurança do paciente.[94]

Caraterísticas:

- ✓ A via de administração de medicamentos mais universalmente aceite e mais fácil.

- ✓ As desvantagens associadas a este método são o sabor desagradável, os resultados variáveis, a consistência variável, a difícil reversão do efeito indesejado e o tempo de recuperação lento.
- ✓ O sedativo oral só deve ser prescrito e administrado pelo dentista responsável pela operação no estabelecimento onde o procedimento dentário vai ser efectuado.
- ✓ As crianças a quem é administrado um sedativo oral devem ser colocadas numa sala tranquila, juntamente com o seu acompanhante e um membro do pessoal competente, e devem ser monitorizadas clínica e eletronicamente.

VIA INTRAMUSCULAR:

A via Intra Muscular (IM) de sedação é um método amplamente utilizado para administrar medicamentos diretamente no tecido muscular, proporcionando uma rápida absorção e início de ação. Esta via é particularmente valiosa em situações em que a administração oral não é viável, como em situações de emergência ou para doentes que não conseguem engolir. Ao contornar o sistema digestivo, os medicamentos administrados por via intramuscular podem atingir rapidamente níveis terapêuticos na corrente sanguínea, o que a torna uma opção eficaz para obter sedação em vários procedimentos ou cenários médicos.[95]

Caraterísticas:

- ✓ É necessária uma consideração anatómica do local de injeção e formação adicional do operador.
- ✓ Para a maioria dos doentes, o quadrante superior externo da região glútea é

mais seguro, mas, em crianças pequenas, o local preferido é a parte anterior da coxa (músculo vasto lateral), como mostra a imagem (Figura 37).

- ✓ Os operadores devem considerar se a alternativa de uma anestesia geral pode implicar um risco menor e proporcionar maiores benefícios psicológicos a longo prazo para a criança.
- ✓ Não é recomendado em crianças.

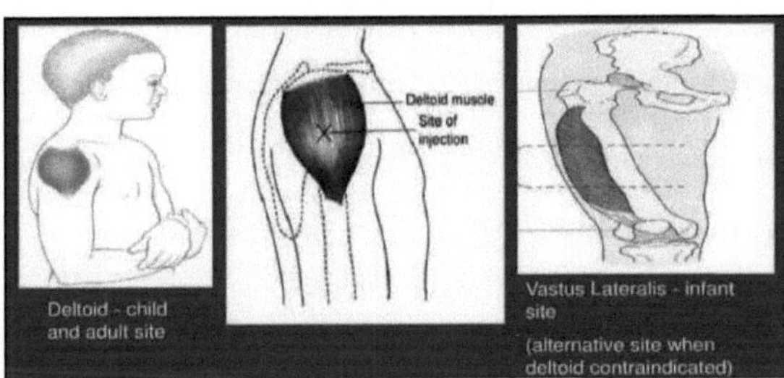

Figura 37: Locais preferidos para injeção intra-muscular

VIA SUBMUCOSA:

A via submucosa de sedação envolve a administração de medicamentos sedativos diretamente nas membranas mucosas, normalmente na cavidade oral. Este método oferece uma abordagem direcionada para induzir sedação e analgesia para procedimentos dentários específicos ou pequenas cirurgias que envolvam as regiões oral ou maxilofacial. Ao administrar sedativos, como anestésicos locais ou benzodiazepinas, diretamente no tecido submucoso, os profissionais de saúde podem obter um rápido início de ação e efeitos localizados, minimizando a absorção sistémica e reduzindo o risco de reacções adversas. A via submucosa constitui uma alternativa eficaz às técnicas tradicionais de sedação sistémica, oferecendo um controlo preciso da dosagem e minimizando o desconforto do doente durante o procedimento.[96]

Caraterísticas:

- ✓ Isto envolve a deposição do medicamento sob a mucosa.
- ✓ O melhor método é o intranasal.
- ✓ O local oral normalmente escolhido é o vestíbulo bucal.

VIA INTRAVENOSA:

A via intravenosa (IV) de sedação envolve a administração direta de medicamentos sedativos na corrente sanguínea através de uma veia. Este método é amplamente utilizado em contextos médicos e dentários para induzir a sedação, o relaxamento e, por vezes, a inconsciência para vários procedimentos, desde pequenas cirurgias a testes de diagnóstico. A sedação intravenosa oferece várias vantagens, incluindo o rápido início de ação, a titulação precisa da dosagem da medicação e a capacidade de ajustar rapidamente os níveis de sedação para satisfazer as necessidades individuais de cada doente. Os medicamentos comuns utilizados para sedação intravenosa incluem benzodiazepinas, como o midazolam, e opióides, como o fentanil. Os profissionais de saúde monitorizam de perto os doentes durante todo o procedimento para garantir a segurança e níveis de sedação ideais, minimizando o risco de complicações.[97]

Caraterísticas:

- ✓ Método de sedação parentérica mais fácil, mais eficaz e mais seguro do que a inalação.
- ✓ O início da ação do medicamento ocorre em 30 segundos.

- ✓ Algumas desvantagens incluem monitorização frequente, incidência de flebite e hematoma no local.
- ✓ A sedação intravenosa não é recomendada em crianças pré-operatórias.
- ✓ Os dentistas devem ponderar se, em tais circunstâncias, não seria preferível a realização de uma anestesia geral electiva.
- ✓ A sedação intravenosa com um único medicamento, por exemplo, midazolam, é recomendada para adolescentes psicológica e emocionalmente adequados.
- ✓ A sedação intravenosa só deve ser administrada por um sedacionista dentário experiente com uma enfermeira dentária formada numa instalação adequada.
- ✓ Deve ser utilizado um oxímetro de pulso, pelo menos, para aumentar a observação clínica de alerta.
- ✓ A sedação intravenosa de crianças com idade inferior a 14 anos deve ser efectuada num hospital.
- ✓ A sedação controlada pode ser útil para adolescentes ansiosos.

ROTA RECTAL:

A via rectal de sedação oferece um método alternativo de administração de medicamentos quando as vias oral ou intravenosa não são viáveis ou preferidas. Ao introduzir medicamentos no reto, a absorção ocorre através da mucosa rectal, contornando o metabolismo de primeira passagem do sistema digestivo. Esta via é particularmente útil em doentes pediátricos, em indivíduos com náuseas ou vómitos, ou naqueles que não podem cooperar com a administração oral. Embora possa não oferecer o início rápido associado à administração intravenosa, a via rectal constitui uma opção fiável para obter sedação em vários contextos clínicos.[98]

A administração rectal não é socialmente aceitável no Reino Unido. Atualmente, não é recomendada sem uma instalação hospitalar e requer a assistência de um anestesista qualificado.

RECOMENDAÇÕES

Os bebés, as crianças e os adolescentes podem sentir e sentem dor devido a lesões dentárias/orofaciais, infecções e procedimentos dentários. O controlo inadequado da dor pode ter consequências físicas e psicológicas significativas para o doente. A adesão às seguintes recomendações pode ajudar os profissionais a prevenir ou aliviar substancialmente a dor dentária pediátrica e minimizar o risco de morbilidades associadas[99].

Os profissionais devem:

1. Avaliar a dor de todos os pacientes como parte da história dentária.
2. Evitar a sensibilização utilizando técnicas para minimizar a estimulação e os danos nos tecidos durante o tratamento dentário.
3. Obter anestesia profunda antes do tratamento invasivo.
4. Utilizar analgesia preventiva quando se prevê dor pós-operatória moderada a grave.
5. Gerir a dor odontogénica e não odontogénica com uma combinação de tratamento não farmacológico (por exemplo, distração) e farmacológico da dor.

6. Utilizar APAP/NSAIDs como terapia farmacológica de primeira linha para o controlo da dor.

7. Tenha cuidado e avalie cuidadosamente os benefícios e os riscos de acontecimentos adversos ao considerar a prescrição de opiáceos para o controlo da dor em crianças e adolescentes.

8. Minimizar o risco de utilização indevida de opiáceos, examinando os doentes e os pais relativamente à utilização anterior/atual de opiáceos antes de prescrever analgésicos opiáceos.

9. Utilizar bases de dados de controlo de prescrições e informar os pais sobre a necessidade de deitar fora os medicamentos não utilizados para evitar o desvio de substâncias controladas.

10. Informar os pais dos riscos associados aos medicamentos analgésicos prescritos e de venda livre e antecipar e gerir os efeitos adversos

11. Procurar aconselhamento especializado para os doentes com dor crónica ou outra condição de dor complicada.

12. Estar familiarizado com as propriedades analgésicas dos agentes quando utilizados em conjunto com sedação ou anestesia geral.

13. Desaconselhar vivamente os opiáceos em doentes de alto risco.

14. Utilizar um esquema alternado de APAP e AINEs para o controlo multimodal da dor se a terapêutica com um único agente for ineficaz.

MEDICAMENTOS UTILIZADOS PARA A SEDAÇÃO CONSCIENTE

Opiáceos

- Todos os opiáceos produzem sedação e analgesia e têm a propensão para causar depressão respiratória.
- Os opiáceos habitualmente utilizados para sedação/analgesia moderada incluem a morfina, a meperidina e o fentanil.

Morfina

- Produz sedação, analgesia e alteração do humor.
- O início da ação da morfina é de 5 minutos para as doses IV e de 15 minutos para as doses IM.
- O efeito máximo da morfina é de 20 minutos (IV) e 1 hora (IM).
- A duração da ação é de 3-4 horas. A analgesia pode ocorrer sem perda de consciência, mas doses elevadas podem produzir obtundação e mesmo coma.
- A morfina pode produzir sonolência pós-operatória prolongada, depressão respiratória, náuseas, vómitos e prurido.

Meperidina (Demerol)

- A meperidina é cerca de um décimo mais potente do que a morfina.
- Trata-se de um opióide sintético com propriedades semelhantes às da atropina.
- O início de ação da meperidina é de 3-4 minutos (IV) e de 10-15 minutos (IM).
- O efeito máximo da meperidina é de 15 minutos (IV) e 45 minutos (IM).
- A duração da ação é de 2-4 horas.
- Os seus efeitos sobre a respiração e a ventilação são semelhantes aos da

morfina.

- Produzem efeitos moderados no volume corrente e abrandam a frequência

respiratória.

- Em doses elevadas, pode provocar taquicardia, tremores, contracções musculares e convulsões.

Fentanil (Sublimaze)

- O fentanil tem um início de ação mais rápido e uma duração mais curta do

que a morfina.

- É 100 vezes mais potente do que a morfina.
- O início da ação do fentanilo é de 30 segundos (IV) e de 5-10 minutos

(IM).

- O efeito máximo do fentanilo é de 10 minutos (IV) e 30-45 minutos (IM).
- A duração da ação é de 30 a 60 minutos.
- O fentanilo em doses moderadas de 2-10 g/kg ou em doses mais elevadas, quando administrado rapidamente por via intravenosa, pode produzir rigidez do músculo esquelético, denominada "síndroma do peito rígido".
- O fentanil impede a libertação de histamina e suprime a resposta ao stress associada à cirurgia ou a procedimentos invasivos e também deprime o centro respiratório no tronco cerebral, de modo a reduzir a resposta normal à hipoxia e à hipercarbia.

Benzodiazepinas

- As benzodiazepinas são um grupo de medicamentos mais frequentemente utilizados para sedação moderada.

- Para além das suas propriedades sedativas, a maioria das benzodiazepinas tem efeitos amnésicos, ansiolíticos, anticonvulsivos e hipnóticos.
- As benzodiazepinas habitualmente utilizadas para sedação moderada incluem o diazepam, o lorazepam e o midazolam.

Diazepam (Valium)/Lorazepam (Ativan)

- O diazepam e o lorazepam têm perfis semelhantes.
- O lorazepam tem uma duração ou ação semelhante, mas é aproximadamente cinco vezes mais potente do que o diazepam.
- O diazepam pode causar reduções ligeiras da pressão arterial, do débito cardíaco e da resistência vascular periférica.
- Devido à duração prolongada da ação do diazepam e do lorazepam, estes medicamentos podem não ser adequados para procedimentos em ambulatório.

Midazolam

- O midazolam é geralmente reservado para pacientes dentários

adolescentes ou adultos ansiosos.

- Pode causar desinibição em vez de sedação nas crianças.
- A elevada lipofilicidade a pH fisiológico e a depuração e eliminação muito elevadas permitem um início rápido e uma recuperação rápida.
- Após administração oral, o pico de concentração plasmática é atingido em 20 minutos, mais rapidamente por via rectal em cerca de 10 minutos.

- Após 45 minutos, o efeito sedativo desaparece. O tempo de eliminação é de 2 horas, o que facilita uma recuperação rápida.

Existem diferentes vias de administração do Midazolam, que são enumeradas a seguir.

Intravenoso:

- A sua utilização está amplamente divulgada em adultos; existem poucos estudos que apoiem a sua utilização de rotina no tratamento dentário de crianças ansiosas.
- Pode também causar uma excitação paradoxal nas crianças, que é conhecida por muitos como "Síndrome da Criança Zangada".

Oral:[100]

- O midazolam oral pode ser administrado sob a forma de comprimidos ou de uma mistura açucarada para administração através de um copo ou numa seringa sem agulha e depositado na zona retromolar.
- Os comprimidos são administrados 60 minutos antes do tratamento dentário e as misturas orais são administradas cerca de 20-30 minutos antes de atingirem a circulação sistémica através da circulação portal; este facto diminui a biodisponibilidade do fármaco, necessitando de uma dose oral mais elevada em comparação com a administração IV.
- Tem uma semi-vida curta de cerca de 1,75 bours.
- Quando administrado em doses entre 0,5 e 0,75 mg/kg de peso corporal, o midazolam oral tem sido considerado um agente sedativo útil para pacientes

pediátricos em ambulatório de medicina dentária.

- Foi também demonstrado que o midazolam melhora a amnésia anterógrada quando utilizado no pré-operatório em doentes pediátricos.
- O midazolam é um agente ansiolítico de ação curta, com uma duração de ação curta que torna a sua utilização limitada apenas a procedimentos dentários curtos.

Intranasal:[101]

- Produz um efeito sedativo nos 5 minutos seguintes à administração.
- A dose administrada é limitada pelo volume da solução, uma vez que grandes volumes podem provocar tosse, espirros e a expulsão de parte do medicamento.
- Foram relatados casos de depressão respiratória ocasional e ardor transitório, desconforto que afecta a mucosa nasal.
- Não é recomendado em crianças que tenham secreções nasais abundantes ou que sofram de uma infeção do trato respiratório superior.
- Não é recomendado para utilização sem ser num ambiente hospitalar.
- O midazolam pode ser administrado por via intranasal em doses de 0,2-0,4 mg/kg. O tempo de início de ação é intermédio entre as vias de administração oral e IV (10-15 minutos).
- A eficácia desta via de administração está bem estabelecida como pré-medicação para a anestesia, mas a sua utilização é limitada pelo ardor aquando da aplicação na mucosa nasal, que a maioria das crianças considera muito desagradável, bem como pelo sabor amargo do midazolam que atinge

a orofaringe.

- Efeitos adversos, incluindo depressão respiratória.

Rectal:

- A curta duração do início de ação exigiu uma dosagem baixa e foi facilmente administrada.
- No entanto, foram notificadas reacções adversas como excitação, inquietação e desorientação, juntamente com uma redução significativa dos níveis de oxigénio no sangue, náuseas e vómitos.
- Trata-se de uma questão de ética/direitos humanos em alguns países. Pode implicar a necessidade de instalação de um hospital.
- As crianças com menos de 25 kg de peso devem tomar 0,3-0,4 mg de midazolam por quilograma de peso corporal, com uma dose máxima de 10 mg de midazolam.
- A solução rectal é administrada cerca de 10 minutos antes do início do tratamento.

Barbitúricos

- Os barbitúricos provocam uma depressão geral do Sistema Nervoso Central (SNC) ao actuarem no recetor do ácido gama-aminobutírico (GABA) e são utilizados principalmente quando se pretende uma sedação profunda.
- Em geral, os barbitúricos podem causar hipotensão e depressão respiratória relacionada com a dose.
- Em doses mais baixas, estes medicamentos podem também causar

excitação paradoxal.

Methohexital[1i02]

- O methohexital é um barbitúrico de ação ultra-curta e de início rápido.
- Embora a dosagem IV seja ideal, a elevada solubilidade lipídica do metoxital permite a administração IM, oral ou rectal.
- Uma dose IV de 0,75-1 mg/kg produz normalmente um estado semelhante ao sono sem movimentos espontâneos no espaço de um minuto; os doentes acordam normalmente no espaço de 10 minutos.
- O methohexital não é reversível.
- Como o metoxital não é um analgésico, a sua administração pode potenciar a perceção da dor.
- Os efeitos secundários adicionais podem incluir reflexos das vias respiratórias aumentados, enfarte do miocárdio.

Pentobarbital

- Barbitúrico de curta duração que é frequentemente utilizado para estudos

de diagnóstico não dolorosos.

- Uma dose de 2,5 mg/kg deve produzir uma sedação profunda em 5 minutos e os efeitos devem durar entre 30 e 60 minutos.
- Os potenciais efeitos secundários são a hipoxia e a hipotensão.

Hidrato de cloral

- O hidrato de cloral é um derivado clorado do álcool etílico que pode atuar como anestésico quando administrado em doses elevadas.

- O hidrato de cloral oral é fácil de administrar e tem uma baixa incidência de efeitos secundários.
- A dose oral normal é de 50 mg/kg de peso corporal, com um intervalo sugerido de 40-60 mg/kg.
- Após a administração oral, o início de ação do hidrato de cloral é rápido, com sonolência ou sono despertável que se desenvolve normalmente em 30-45 minutos.
- A duração da ação é de 2 a 5 horas.
- É um analgésico fraco com uma semi-vida de eliminação de aproximadamente 8 horas.
- As complicações comuns incluem náuseas e vómitos, diminuição da pressão arterial e da frequência respiratória, podendo causar dessaturação de oxigénio e sonolência prolongada.
- Marilyn Munroe (Figura 38) foi uma das grandes viciadas em hidrato de cloral e possivelmente morreu de overdose.
- O hidrato de cloral está contraindicado em crianças com doenças cardíacas, bem como em crianças com insuficiência renal ou hepática.

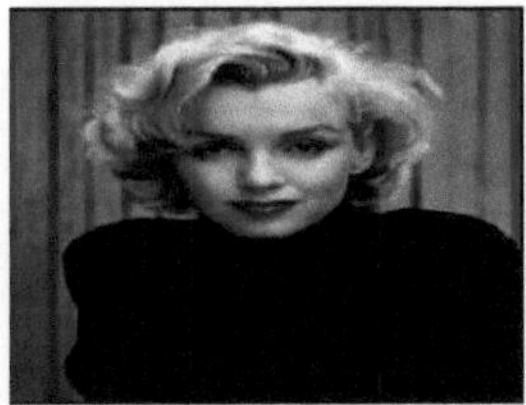

Figura 38: Marilyn Munroe

Propofol

- Diprivan: 2,6 di-isoprofenol
- Sedativo de ação rápida com uma margem de segurança mais estreita, ou seja, a dose necessária para produzir um efeito sedativo é próxima da utilizada para induzir a anestesia.
- Também designado por leite de amnésia.
- **Veerkamp J** ***et al*** **(1997)**[103] publicaram um relato de um estudo exploratório em que crianças, principalmente com cáries de mamadeira, tiveram dentes removidos com propofol administrado por um anestesista.
- São necessárias mais provas de investigação para saber mais sobre a eficácia deste medicamento.
- Agente recentemente envolvido na morte de Michael Jackson devido a uma overdose.

Dexmedetomidina

- A dexmedetomidina é o S-enantiómero da medetomidina.
- É um agonista alfa 2-adrenérgico potente e altamente seletivo, com uma curta duração de ação.
- Tem a capacidade de proporcionar uma sedação rápida e estável e de proporcionar analgesia, mantendo simultaneamente a capacidade de excitação e a função respiratória do doente.
- Demonstrou exercer efeitos sedativos, analgésicos e ansiolíticos após administração IV .
- Uma dose IV de 0,2-0,7 ug/kg/h produz uma sedação eficaz e reduz a necessidade de analgésicos.

- O mecanismo de ação único da dexmedetomidina permite que o doente seja acordado e responda a comandos verbais, faça testes neurológicos e seja interativo, mantendo-se calmo e confortável. Quando o estímulo de despertar é removido, o paciente volta a dormir.

Cetamina[lf04]

- A cetamina foi sintetizada pela primeira vez por Calvin Stevens, cientista da Parke-Davis, e foi aprovada pela Food and Drug Administration (FDA) em 1970.
- A cetamina é um derivado da fenciclidina que resulta na dissociação entre os sistemas cortical e límbico do cérebro, denominada anestesia dissociativa.
- A cetamina impede os centros corticais superiores de percecionar estímulos visuais, auditivos e dolorosos.
- Uma dose IV de 1 mg/kg induz a sedação em 2 minutos e os efeitos duram entre 15 e 30 minutos.
- Os doentes apresentam nistagmo e um olhar vazio, caraterístico da anestesia dissociativa.
- A cetamina mantém a estabilidade cardiovascular, bem como o tónus muscular e os reflexos das vias respiratórias
- As desvantagens da cetamina podem incluir o aumento da pressão intracraniana e intraocular, hipertensão, taquicardia e delírio pós-emergência (ou seja, pesadelos vívidos).
- O uso crónico de cetamina pode levar a deficiências cognitivas, incluindo

problemas de memória.

Flumazenil

- O flumazenil pode ser utilizado para reverter os efeitos das benzodiazepinas e deve estar imediatamente disponível quando se utilizam benzodiazepinas para sedação.
- Uma dose de 0,01 mg/kg pode ser repetida várias vezes, conforme necessário.
- Embora seja raro, pode ocorrer ressedação e podem ser necessárias doses adicionais de flumazenil.

Naloxona[ii0s]

- A naloxona (Narcan) é um antagonista dos opiáceos e pode ser administrada por via intravenosa, intramuscular ou subcutânea, mas a via de administração preferida é a intravenosa.
- O medicamento deve ser administrado de forma lenta e titulada, sempre que possível.
- A preparação padrão contém 0,4 mg/cm de naloxona.
- A preparação neonatal que contém 0,02 mg/kg não é recomendada.
- A dose para crianças é de 0,1 mg/kg para crianças com menos de 20 kg.
- A dose para crianças com mais de 20 kg é de 2 mg O medicamento é incrivelmente eficaz na reversão dos efeitos depressivos dos opiáceos.
- O efeito pode ser muito abrupto e as crianças ficam frequentemente bastante perturbadas quando são acordadas da sedação através da administração de

naloxona.

- O efeito secundário mais frequente é a náusea.

Em conclusão, a gestão farmacológica desempenha um papel crucial na Odontopediatria, assegurando o conforto ideal do doente, a cooperação e resultados de tratamento bem sucedidos. Ao empregar uma abordagem personalizada que considera factores como a idade, o historial médico e os níveis de ansiedade, os profissionais de medicina dentária podem utilizar eficazmente a farmacoterapia para aliviar a dor, gerir a ansiedade e facilitar os procedimentos dentários. No entanto, é imperativo aderir a diretrizes rigorosas, monitorizar cuidadosamente a dosagem e dar prioridade à segurança para minimizar os riscos e promover o bem-estar geral dos pacientes pediátricos. Através da investigação contínua, da educação e da colaboração com outros prestadores de cuidados de saúde, o campo da gestão farmacológica em Odontopediatria pode evoluir para melhorar ainda mais a qualidade dos cuidados dentários prestados às crianças.

SEDAÇÃO POR INALAÇÃO DE ÓXIDO NITROSO

A inalação de óxido nitroso/oxigénio, também referida como analgesia/ansiólise por N2O/O2, é uma técnica segura e eficaz (Figura 39) utilizada para gerir a dor e a ansiedade dentárias. Quando utilizada para analgesia/ansiólise (ou seja, um único agente com concentração de óxido nitroso inferior a 50%, com ou sem anestesia local), a inalação de N2O/O2 permite diminuir ou eliminar a dor e a ansiedade num paciente consciente, ao mesmo tempo que implica um risco mínimo.

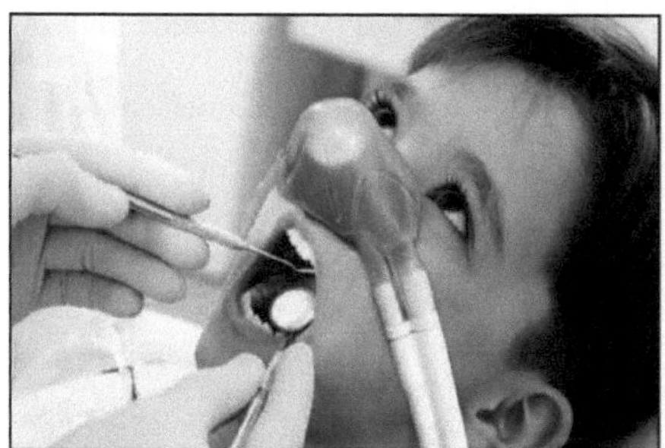

Figura 39: Sedação por N2O

A resposta do paciente aos comandos verbais e aos reflexos de proteção permanece inalterada, e a mobilidade pré-procedimento retorna após a interrupção do uso de N2O/O2. Em crianças, a analgesia/ansiólise pode acelerar a realização de procedimentos que não são particularmente desconfortáveis, mas que exigem que o paciente não se mova. Também pode permitir que o paciente tolere procedimentos desagradáveis ao reduzir ou aliviar a ansiedade, o desconforto ou a dor. Além disso, aumenta o tempo de reação e reduz a dor induzida pela pressão, mas não afecta a sensibilidade pulpar, como demonstrado num estudo cruzado duplamente cego[107].

MECANISMO DE ACÇÃO

O óxido nitroso, um gás inorgânico incolor e praticamente inodoro, com um ligeiro odor adocicado, é um agente analgésico/ansiolítico eficaz que provoca depressão e euforia no sistema nervoso central (SNC), com poucos efeitos no sistema respiratório. O óxido nitroso tem múltiplos mecanismos de ação. O efeito analgésico parece ser iniciado pela libertação neuronal de opiáceos endógenos (por exemplo, encefalinas) com subsequente ativação de receptores opiáceos, receptores descendentes do ácido gama-aminobutírico tipo A (GABA A) e vias noradrenérgicas que modulam o processamento nociceptivo ao nível da coluna vertebral. O efeito ansiolítico envolve a ativação do recetor GABA A, direta ou indiretamente, através do local de ligação das benzodiazepinas.[108] O antagonismo dos receptores N-metil-D-aspartato (NMDA) também contribui para as propriedades anestésicas, analgésicas e amnésicas do óxido nitroso. No entanto, o óxido nitroso é o mais fraco de todos os agentes inalatórios, devido à sua baixa solubilidade nos tecidos e ao valor da concentração alveolar mínima (CAM) de O óxido nitroso tem um início e uma recuperação rápidos (dois a três minutos). É transportado como gás livre, não se combina com a hemoglobina e não sofre biotransformação. A eliminação ocorre rapidamente através dos pulmões, e o óxido nitroso tem pouco efeito sobre a função renal e hepática. Provoca uma diminuição mínima de quaisquer reflexos, protegendo assim o reflexo da tosse. O óxido nitroso provoca uma pequena depressão do débito cardíaco, enquanto a resistência periférica é ligeiramente aumentada, mantendo assim a pressão arterial. Este facto é particularmente vantajoso no tratamento de doentes com perturbações do sistema cardiovascular[109].

TÉCNICA DE ADMINISTRAÇÃO

O médico responsável pela administração de agentes analgésicos/ansiolíticos deve ter uma boa formação sobre a técnica e a resposta de emergência adequada. O medo do desconhecido leva a fobias, pelo que é melhor introduzir, discutir e demonstrar ao doente a utilização de N2O/O2 numa consulta de pré-tratamento e não na consulta propriamente dita, o que pode ter um efeito contrário. A habituação pode aliviar o medo e promover a colaboração entre o dentista e o doente. Seja honesto e claro na sua interação. Devem ser utilizadas afirmações mais abertas, como "vai sentir-se mais confortável e à vontade", em vez de afirmações mais específicas como "vai sentir cócegas nos dedos das mãos e dos pés". Alguns doentes podem não sentir os sinais sugeridos. No final da consulta de pré-tratamento, podem ser prescritos medicamentos pré-operatórios, como antibióticos profilácticos, ansiolíticos ou medicamentos para dormir. As instruções relativas à refeição/jejum (Figura 40) antes da consulta propriamente dita devem ser dadas antes de despedir o doente.[106]

Time Before Surgery	Food or Fluid Intake
Up to 8 hours	Food and fluids as desired
Up to 6 hours*	Light meal (e.g., toast and clear liquids†); infant formula; nonhuman milk
Up to 4 hours*	Breast milk
Up to 2 hours*	Clear liquids† only; no solids or foods containing fat in any form
During the 2 hours	No solids, no liquids

Figura 40: Diretrizes de jejum por ASA

No início da consulta propriamente dita, antes de começar com a sedação, peça ao doente para ir à casa de banho e urinar, se necessário. Isto porque, quando uma pessoa está em posição supina, é produzida mais urina. Em caso de vontade de urinar durante o procedimento, o doente tem de ser des-sedado, autorizado a ir à casa de banho e novamente sedado, o que pode não ser bom para o sucesso do procedimento. Antes de iniciar os gases, deve proceder-se a uma análise exaustiva da história clínica e ao registo dos sinais vitais pré-operatórios. Se o doente for portador de lentes de contacto, as lentes devem ser retiradas antes de o sedar.[110] Isto porque, se algum gás vazar da máscara em torno da ponte do nariz, pode resultar na secura dos olhos e, se o doente usar lentes de contacto, será irritante para o doente.

A cadeira deve estar numa posição semi-reclinada e o doente deve sentir-se confortável. A unidade de sedação (Figura 41) deve permanecer sempre fora da vista do doente; colocá-la atrás das costas serve bem o objetivo. Se o doente conseguir ver a unidade e os controlos a serem ajustados, a resposta positiva do placebo pode ser anulada. Deve ser escolhido um capuz nasal de tamanho adequado. A maioria dos doentes sente-se normalmente confortável com um caudal de 5-6 L/minuto. Iniciar o fluxo de O_2 a 100% a 6 L/minuto, colocar o capuz nasal sobre o nariz do doente e, nesta altura, recordar aos doentes que devem respirar pelo nariz, uma vez que muitas pessoas continuam a respirar pela boca, a não ser que lhes seja recordado. Os doentes não se sentirão sufocados se o capuz for colocado após o início do fluxo de gás. Observar o saco do reservatório e, em seguida, pode ser efectuado o ajuste do caudal. A situação ideal para o saco do reservatório é que deve pulsar suavemente a cada respiração e não deve estar nem sobreinsuflado nem subinsuflado. As diretrizes recomendam a introdução de 100% de O_2 durante 1-2 minutos. A isto deve seguir-se a titulação de N_2O em intervalos de 10%. Durante a sedação com N_2O, a concentração de N_2O não deve normalmente exceder 50%. A fala e a respiração bucal do paciente devem ser minimizadas para se obter uma boa sedação. A maioria dos pacientes atingirá níveis ideais de sedação entre 30 e 40%

de N_2O. A concentração de óxido nitroso pode ser reduzida durante os procedimentos mais fáceis (por exemplo, colocação de material de restauração) e aumentada durante os procedimentos mais estimulantes (por exemplo, administração de anestésico local, extracções, cirurgias). Alguns dos sinais e sintomas comuns que os doentes podem sentir incluem tonturas, sensação de formigueiro (parestesia) nos braços, pernas ou cavidade oral e uma sensação de calor, flutuação ou peso. Quando o doente parecer relaxado e tiverem sido observados sinais/sintomas de sedação adequada, o tratamento pode começar. Se o procedimento planeado continuar sem quaisquer sinais evidentes de desconforto, pode presumir-se que a sedação é eficaz.[111]

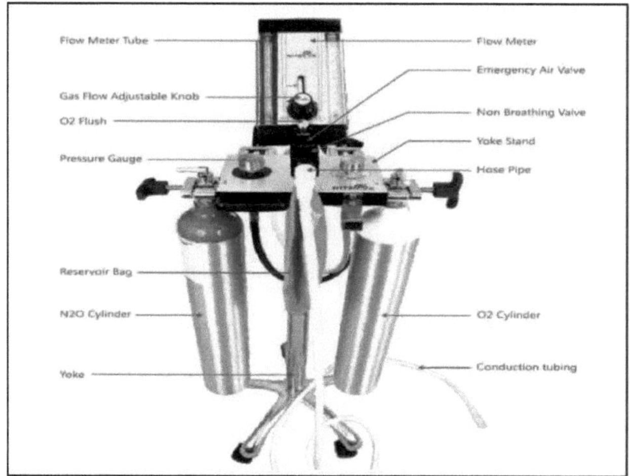

Figura 41: Unidade de sedação N2O/O2

No entanto, não é invulgar que o doente faça movimentos, particularmente quando são realizados procedimentos traumáticos, como a administração de anestesia local. Nestas situações, pode ser efectuada uma revisão para cima dos níveis de N_2O e o tratamento pode ser concluído. O óxido nitroso não é titulado do paciente no final do procedimento, mas o O_2 é aumentado para o seu caudal pré-operatório de 5 a 6 L/minuto e o fluxo de N_2O é simplesmente colocado a 0 L/minuto (0%). Cem por cento de O_2 deve ser administrado até que o paciente retorne ao estado pré-tratamento.[112] O N_2O pode ser interrompido alguns minutos antes do término previsto do procedimento. A alta do paciente do consultório é apressada. Na maioria dos casos, a resposta positiva do placebo assume o controlo e, se não forem informados, os doentes sentem-se tão relaxados como estavam quando o N2O estava a ser administrado. O dentista deve certificar-se de que a recuperação completa ocorreu antes de dar alta ao doente. A maioria dos doentes recupera totalmente após a inalação de O_2 a 100% durante pelo menos 3-5 minutos. O doente deve voltar à recetividade anterior ao tratamento antes de receber alta. Se o dentista estiver satisfeito, o doente (adulto) pode sair do consultório sem escolta. Esta é a única técnica de sedação em que pode ser considerada a dispensa sem escolta de pacientes adultos.[113]

CARACTERÍSTICAS DE SEGURANÇA DO SISTEMA DE DISTRIBUIÇÃO DE N2O[114]

- ✓ Alarme de aviso de falha de oxigénio.
- ✓ Controlo do fluxo mínimo de O_2 litros.
- ✓ Controlo da percentagem mínima de O_2.
- ✓ Auto-terminação de N_2O relacionada com o fluxo de oxigénio.

- ✓ Dispositivo de segurança de oxigénio.
- ✓ Mecanismo de descarga de oxigénio.
- ✓ Entrada de ar de emergência.
- ✓ Ligação rápida para O_2 de pressão positiva.
- ✓ Segurança do índice de diâmetro.
- ✓ Sistema de segurança de pino-índice.
- ✓ Fechaduras.
- ✓ Código de cores.
- ✓ Saco do reservatório.

INDICAÇÕES[114]

- Pacientes ansiosos ou com medo.
- Pacientes com necessidades especiais de cuidados de saúde.
- Pacientes com reflexo de vómito que impede o tratamento dentário.
- Nos doentes em que não é possível obter uma anestesia local eficaz.
- Procedimentos dentários demorados numa criança que, de outra forma, coopera.

CONTRA-INDICAÇÕES[114]

- Poucas doenças pulmonares obstrutivas crónicas.
- Infecções contínuas do trato respiratório superior.
- Se o doente tiver sofrido um distúrbio/cirurgia do ouvido médio num passado recente.
- Toxicodependência.

- Durante o primeiro trimestre de gravidez.
- Deficiência de metilenotetrahidrofolato redutase e de cobalamina (vitamina B12).
- Pacientes adultos com uma personalidade compulsiva.
- Pacientes com claustrofobia.
- Conflitos emocionais graves e doentes com perturbações graves da personalidade que estejam sob cuidados psiquiátricos.
- Se o doente estiver a tomar sulfato de bleomicina, a receber medicamentos psicotrópicos ou antidepressivos que elevem o humor.

VANTAGENS[114]

- Rápido início de ação.
- Pico de ação clínica num período de tempo que permite a titulação.
- Titularidade bidirecional.
- Duração flexível da ação.
- Diminuição ou erradicação da ansiedade.
- Diminuição dos movimentos inadequados e da resposta à terapia dentária.
- Melhorar a comunicação e a cooperação dos pacientes.
- Aumentar o limiar de reação à dor.
- Aumentar a tolerância para consultas mais longas.
- Ajudar no tratamento de doentes especiais e de doentes clinicamente comprometidos.
- Reduzir o engasgamento.
- Aumentar a potência de outros sedativos.

- Particularmente útil para o primeiro paciente.
- Permite aumentar o tempo de trabalho.
- Muito útil para os doentes que se cansam rapidamente ou que sofrem de esgotamento.
- Recuperação rápida e completa.

DESVANTAGENS[114]

- Défice de potência.
- Depende sobretudo do reforço psicológico.
- Obstrução do capuz nasal com injeção na região anterior do maxilar.
- Falha em doentes com obstrução nasal.
- Provável poluição ambiental e risco de exposição profissional.
- Espaço ocupado por equipamento no interior da sala de cirurgia dentária.

APLICAÇÕES MULTIDISCIPLINARES DA SEDAÇÃO POR INALAÇÃO DE ÓXIDO NITROSO:

Besides dentistry, Nitrous Oxide Inhalation Sedation has found takers in a multitude of disciplines, such as emergency medicine (pre-hospital care in ambulance, and in the emergency departments in hospitals), obstetrics and gynecology (gynecologic laparoscopy, parto), dermatologia (transplante capilar, lipoaspiração, tratamentos de pele e cirurgias oncológicas), oftalmologia (cirurgia ocular, cirurgia de implantes), criocirurgia, psiquiatria e psicologia (depressão, esquizofrenia, hiperatividade, investigação sexual), radiologia (procedimentos dolorosos), endoscopia (endoscopia gastrointestinal, colonoscopia, sigmoidoscopia flexível, broncoscopia), desabituação (álcool, pentazocina, nicotina e marijuana), podologia (cirurgias ambulatórias do pé) pediatria (situações dolorosas e ansiogénicas, propriedades amnésticas e hipnosugestivas), enfarte agudo do miocárdio (redução da dor e da ansiedade, benefícios do O_2 suplementar) e doentes terminais (utilizado no cancro ou em doenças terminais para melhorar a qualidade de vida).

A sedação por inalação de óxido nitroso-oxigénio tem sido a técnica principal na gestão dos medos e da ansiedade dentária há mais de 170 anos e continua a sê-lo atualmente. Também aumenta o efeito dos anestésicos locais, ajudando assim a obter uma anestesia profunda. O limiar de dor do paciente também aumenta. Quando administrada sob monitorização adequada e com equipamento em bom estado de conservação, a técnica tem uma taxa de sucesso extremamente elevada.[115] Pelo contrário, a taxa de efeitos adversos e complicações permanece muito baixa; não existe sequer um único caso relatado de morte atribuído à sedação por inalação com óxido nitroso. Para além das três principais indicações para a utilização da sedação inalatória - ansiedade, paciente clinicamente comprometido e engasgamento - existe uma gama de utilizações para esta modalidade noutros campos da medicina dentária, incluindo procedimentos considerados demasiado pequenos ou demasiado curtos para empregar a sedação. Para além da Odontopediatria, a Sedação por Inalação com Óxido Nitroso é extremamente benéfica para os pacientes adultos e geriátricos. À medida que a esperança média de vida aumenta e a população envelhece, haverá um maior número de potenciais pacientes que poderão beneficiar de um agente seguro, não invasivo e totalmente reversível, como o N_2O. A sedação por inalação com óxido nitroso tem vantagens únicas e distintas que não são facilmente igualadas. À medida que os pacientes se tornam mais exigentes, esperando uma medicina dentária mais suave, indolor e sem ansiedade, a sedação por inalação com N_2O encontrará aplicações mais amplas e mais adeptos para reduzir a ansiedade e proporcionar alívio da dor aos nossos pacientes.

Os pedodontistas tratam adequadamente a maioria das crianças utilizando técnicas comportamentais. No entanto, algumas crianças não podem receber tratamento através destes métodos.[116] O tratamento dentário com Anestesia Geral (AG) é um tratamento de reabilitação para pacientes pediátricos. A AG é um estado controlado de inconsciência no qual se perdem os reflexos de proteção. Há quase três décadas que a reabilitação dentária completa sob AG é oferecida à população pediátrica. Em alguns casos, a AG dentária é o modo de tratamento mais prático e económico. De acordo com a Academia Americana de Odontopediatria (AAPD), uma determinada população de pacientes que pode não tolerar o tratamento dentário de rotina só pode ser tratada com AG. Os doentes pediátricos com uma idade muito jovem, ou os que sofrem de imaturidade ou incapacidade física, mental, cognitiva ou emocional, ou os que sofrem de ansiedade extrema e necessitam de uma reabilitação extensa são tratados com AG.[117] Estas crianças não são candidatas adequadas para tratamentos convencionais no consultório e são tratadas de forma mais segura e eficaz com AG. A maioria dos candidatos à AG dentária são crianças que sofrem de um problema de saúde prevalecente, a cárie precoce da infância (CEC), e que são saudáveis de resto.

AVALIAÇÃO GERAL E ORAL PRÉ-OPERATÓRIA

Para cada paciente candidato a GA, deve ser efectuada uma triagem inicial. As crianças que representam uma indicação de tratamento com AG devem ser avaliadas cuidadosamente através da anamnese e de um exame físico completo [118]. O exame físico revela se é possível oferecer tratamento dentário com AG.

INSTRUÇÕES PRÉ-OPERATÓRIAS

O cumprimento das instruções pré-operatórias por parte dos pais é um fator crítico para manter a criança segura durante a cirurgia e a recuperação e minimizar o risco de complicações intra e pós-operatórias. As orientações impressas relativas à alimentação e à bebida são dadas aos pais ou ao prestador de cuidados no dia da consulta. O facto de fornecer esta informação aos pais permite-lhes estar mais preparados para o dia da operação. Para além disso, uma breve explicação sobre o tipo de tratamentos dentários necessários e o tempo estimado de operação pode ser útil para assegurar os pais e reduzir as suas preocupações.[119]

CONSENTIMENTO

Um formulário de consentimento escrito e informado deve ser cuidadosamente preenchido pelos pais ou responsáveis. No formulário, bem como verbalmente, o dentista explica a utilização da AG e os procedimentos dentários. A entidade, os riscos e os benefícios do procedimento de AG são claramente explicados aos pais. Além disso, os pais devem ser informados sobre a probabilidade de efetuar tratamentos adicionais ou alternativos considerados necessários durante o decurso da operação com base na decisão do operador.

PREPARAÇÃO PSICOLÓGICA

A gestão psicológica é extremamente útil para permitir que os doentes aliviem a sua angústia e para construir uma interação construtiva. A explicação simples, o jogo e a distração são alguns métodos para reduzir o medo do doente. Outra forma possível de ajudar as crianças a lidar com o seu trauma emocional é a presença dos pais. Está bem documentado que as alterações de personalidade estão altamente relacionadas com a idade. Esta sequência é mais prevalente em pacientes com idades entre 1 e 5 anos, que representam os maiores candidatos à AG dentária.[120]

MEDICAMENTOS PRÉ-ANESTÉSICOS

Os medicamentos pré-anestésicos desempenham um papel crucial nos cuidados anestésicos globais dos doentes submetidos a procedimentos cirúrgicos. Estes medicamentos, administrados antes da indução da anestesia geral, servem para otimizar o conforto do doente, reduzir a ansiedade e o stress e facilitar uma transição suave para o estado anestesiado.

Existem principalmente duas vias de administração, a inalatória e a intravenosa. Os fármacos habitualmente utilizados são os seguintes [121]

MEDICAMENTOS UTILIZADOS POR VIA INALATÓRIA

- Halotano
- Éter
- Enflurano

- Isoflurano
- Desflurano
- Sevoflurano
- Xénon

MEDICAMENTOS UTILIZADOS POR VIA INTRAVENOSA

- Tiopentona de sódio
- Benzodiazepinas
- Propofol
- Cetamina
- Etomidato

AS DIFERENTES TÉCNICAS E AGENTES DE INDUÇÃO DE ANESTESIA GERAL DENTÁRIA

Indução por máscara, indução rectal, via oral ou agentes transmucosos nasais, IM ou

As injecções intravenosas são várias técnicas de indução da anestesia. Devido ao medo de

A anestesia por inalação induzida por anestésicos voláteis halogenados é utilizada por rotina em crianças. Os agentes inalatórios são o óxido nitroso, o isoflurano, o desflurano e o sevoflurano. Devido ao odor agradável, ao baixo coeficiente de partição sangue/gás e aos menores problemas respiratórios, o sevoflurano é o agente de indução de eleição. O sevoflurano causa menos episódios de hipotensão do que o halotano. Para a manutenção da anestesia, são adequados o isoflurano, o desflurano e o sevoflurano.

PROCEDIMENTOS E RESPECTIVA QUALIDADE

Numa única sessão sob AG, são oferecidos diferentes procedimentos, incluindo restaurações de amálgama ou compósito, tratamentos pulpares, coroas de aço inoxidável (SSCs) e extracções. A estratégia consiste em efetuar mais extracções e SSCs e menos tratamentos pulpares e restaurações de amálgama ou compósito.

Na fase de planeamento do tratamento, devem ser selecionados tratamentos mais radicais.[122] Os dentes com prognóstico duvidoso têm de ser removidos. A utilização deste planeamento reduz a probabilidade de complicações e de outra AG dentária. Sem esses cuidados, a maioria dos casos necessitava de retratamento de AG dentária após a primeira reabilitação total da boca. A realização de outra AG, por sua vez, aumenta os riscos, incluindo morbidade e mortalidade, além de consequências comportamentais. Entre os procedimentos de restauração, os SSCs têm uma taxa de sucesso mais elevada do que a amálgama complexa multi-superfície. Os SSCs são as restaurações mais duráveis e funcionais que podem diminuir a necessidade de retratamento em dentes com cáries interproximais. Isto é particularmente verdade em crianças muito pequenas.

Os dentes grosseiramente não restauráveis ou questionáveis devem ser extraídos. A extração de dentes é preferida quando há dúvidas sobre a taxa de sucesso do procedimento. O conceito atual é encorajar a extração de dentes com polpa necrótica em vez de os preservar através de tratamento pulpar. Os tratamentos complexos, como a terapia pulpar para dentes com lesão pré-apical ou polpa necrótica, devem ser evitados. Quando a opção de tratamento pulpar é considerada, a pulpotomia vital é mais frequentemente adoptada. Outro fator que pode afetar o planeamento do tratamento são as condições médicas subjacentes. Em doentes medicamente ou mentalmente complicados, é preferível uma modalidade de tratamento como a extração dentária. O dentista planeia menos medidas preventivas na modalidade de AG dentária [123].

A UTILIZAÇÃO DE ANESTESIA LOCAL SUPLEMENTAR EM CONJUNTO COM A ANESTESIA GERAL

A adição de anestesia local durante a AG é uma área com um espetro de práticas. Está documentado que a utilização de anestesia local melhora o controlo da hemorragia e os parâmetros fisiológicos. Além disso, reduz a dor pós-operatória no local da operação, a necessidade de intervenção do anestesista e as complicações durante a recuperação.[124]

A extensão do tratamento é um dos principais factores que levam os médicos dentistas a preferir a anestesia local intra-operatória.[125] Por outro lado, alguns médicos dentistas não administram anestesia local devido a preocupações relacionadas com a mordedura dos lábios e das bochechas. No que diz respeito ao procedimento dentário, a extração de dentes é o procedimento dentário mais comum para o qual é administrada anestesia local.

DURAÇÃO DA ACÇÃO

O tempo necessário para a conclusão de uma reabilitação dentária é consideravelmente variável. Devido à complexidade da operação, a estimativa do tempo de operação não é exacta. A maioria das operações pode demorar mais ou menos tempo do que o estimado no pré-operatório.[126]

Em média, o tempo de tratamento de rotina é de 1 a 4 horas. O tempo necessário para a operação é influenciado por alguns parâmetros, como a idade e a classificação da Sociedade Americana de Anestesiologia (ASA) do doente; o número de dentes restaurados e o tipo de procedimento dentário. Geralmente, as extracções requerem menos tempo do que as restaurações.

VANTAGENS

No âmbito da GA, todos os tratamentos necessários são realizados numa única sessão num ambiente hospitalar, proporcionando serviços eficientes de forma segura. Além disso, a AG é uma modalidade que garante que a criança recebe um controlo eficaz da dor. A outra vantagem da AG é o facto de não ser necessária a cooperação da criança como requisito do tratamento. A AG dentária é mais conveniente e económica do que o tratamento em consultório. Tem sido relatado que os tratamentos dentários sob AG têm maior qualidade e durabilidade do que os tratamentos convencionais. Uma vez que o bem-estar geral e a qualidade de vida são grandemente influenciados pela saúde oral, a qualidade de vida relacionada com a saúde oral pode ser utilizada como um método para medir o resultado da reabilitação dentária sob AG. Estudos recentes avaliaram o impacto do tratamento dentário com recurso à AG na qualidade de vida das crianças. Está bem documentado que as crianças que foram submetidas a este tratamento apresentam uma melhoria significativa na sua qualidade de vida.[127]

DESVANTAGENS

Todos os agentes anestésicos estão associados a algum perigo e risco para a saúde geral do doente, com alguns relatos de morbilidade e mortalidade. Os dentistas pediátricos devem limitar o tratamento dentário utilizando AG nos casos em que a prática de rotina do consultório não lhes é aplicável [128].

Também são registadas lesões nos dentes, lábios e outros tecidos moles. O traumatismo dentário ocorre durante a laringoscopia e a entubação endotraqueal. A outra razão é a utilização incorrecta ou forçada de dispositivos de abertura da boca. O traumatismo dentário difere da fissura do esmalte à avulsão, hipoplasia e dilacerações da coroa.[129]

SEGURANÇA DOS DOENTES

De facto, a AG é uma modalidade com os seus riscos inerentes e tem também benefícios únicos. No que diz respeito ao aumento da percentagem de crianças que receberam AG para procedimentos dentários nas últimas duas décadas, é necessário dar mais atenção aos aspectos de segurança da AG dentária. Foram relatadas morbidades pós-operatórias que variam de insignificantes a 90%. Arritmias, deslocamento ou obstrução do tubo endotraqueal, infiltrações ou desconexões intravenosas, edema da língua ou dos lábios e hemorragia nasal são complicações intra-operatórias. Pessoal inexperiente e/ou máquinas e equipamentos inadequados podem levar a eventos adversos.[130] Para manter as competências e minimizar o risco de eventos adversos ou eliminá-lo da melhor forma possível, é necessário seguir as diretrizes e participar em cursos de formação normalizados e regulares.

DESCARGA

A aptidão para a alta deve ser comprovada. O dentista, o anestesista e a equipa de recuperação trabalham em colaboração para permitir a alta da criança. Os pacientes infantis que parecem orientados, alertas e estáveis estão prontos para receber alta. Aquando da alta, o doente é acompanhado por um adulto legalmente competente que tenha tomado conhecimento das instruções pós-operatórias.

INSTRUÇÕES PÓS-OPERATÓRIAS

No pós-operatório, a criança deve ser vigiada pelos pais durante 24 horas. Existe uma instrução pós-operatória organizada. Através desta instrução escrita, os pais são informados sobre quaisquer sintomas sentidos e sobre a possível sequência de acontecimentos, especialmente durante as primeiras 24 horas do pós-operatório, bem como sobre a dieta a seguir. Os pais devem ser aconselhados a administrar analgésicos (paracetamol ou ibuprofeno) após a alta, nas primeiras 24 horas. Pode ser administrada uma dose à medida que a criança demonstre uma clara tolerância aos líquidos. Os pais devem ser informados de que pode haver alguma exsudação dos locais de extração e das coroas durante o primeiro dia após a consulta. Só são permitidas actividades em espaços interiores, porque o equilíbrio e a coordenação da criança podem demorar várias horas a voltar ao estado normal. Além disso, é marcada uma consulta de seguimento para avaliação pós-operatória. Os pais devem também ser orientados para trazerem a criança para um acompanhamento dentário regular. Na sessão de acompanhamento, o odontopediatra verifica se o processo de cicatrização está a decorrer normalmente.

FACTORES QUE INFLUENCIAM A DECISÃO DOS PAIS DE OPTAR POR UMA REABILITAÇÃO DENTÁRIA COM ANESTESIA GERAL

O nível de cooperação da criança, os riscos da modalidade de AG, o custo dos procedimentos anestésicos e dentários e o impacto psicológico da AG na criança são factores que influenciam a decisão dos pais de escolher a AG para o seu filho.

CONSELHOS PREVENTIVOS

É importante fornecer mais aconselhamento preventivo aos pais de pacientes que são submetidos a um tratamento dentário completo utilizando AG. Os pais devem receber informações suficientes sobre as medidas preventivas de cuidados domiciliários. De facto, sem uma higiene oral de rotina, que é o dever dos pais ou do prestador de cuidados, não é possível obter o resultado ideal do tratamento dentário completo com AG.

A anestesia geral em crianças é uma ferramenta vital na medicina moderna, permitindo a realização de procedimentos cirúrgicos seguros e eficazes. Embora acarrete riscos, os avanços nas técnicas de anestesia e a monitorização cuidadosa reduziram significativamente as complicações. No entanto, são necessárias investigação e vigilância contínuas para melhorar ainda mais os resultados e garantir o bem-estar dos doentes pediátricos submetidos a anestesia.

Conclusão

A ansiedade e a fobia dentárias podem ter impactos adversos na qualidade de vida de uma pessoa e, por isso, é imperativo identificar e aliviar estes obstáculos significativos para abrir caminho a uma melhor saúde oral e ao bem-estar geral do indivíduo. É dever e responsabilidade do dentista prestar cuidados dentários de excelência a estes pacientes com necessidades especiais de cuidados de saúde. A gestão destes doentes deve ser uma parte integrante da prática clínica, uma vez que uma proporção substancial da população sofre de ansiedade e medo[131].

A terapia deve ser personalizada para cada indivíduo, após uma avaliação adequada, e deve basear-se na experiência do dentista, nos seus conhecimentos, no grau de ansiedade, no intelecto do paciente, na idade, na cooperação e na situação clínica. Os pacientes com ansiedade ligeira e moderada podem ser frequentemente tratados com intervenções psicológicas e, ocasionalmente, podem ser necessários fármacos ansiolíticos ou sedação consciente[132]. Os pacientes extremamente ansiosos ou fóbicos requerem mais frequentemente abordagens de gestão combinadas. Devido ao elevado risco envolvido nas intervenções farmacológicas, é obrigatório que o dentista e a equipa dentária sigam as diretrizes adequadas, sejam devidamente formados e estejam suficientemente equipados com as infra-estruturas apropriadas antes de as intervenções farmacológicas poderem ser incorporadas. Todos os tratamentos bem sucedidos dependem da cooperação entre o dentista e o doente, pelo que um doente relaxado resultará obviamente numa atmosfera menos stressante para a equipa dentária e em melhores resultados de tratamento.

Ao compreender o desenvolvimento infantil, as técnicas de gestão do comportamento e os materiais e tecnologias dentários modernos, os dentistas e os profissionais de medicina dentária podem criar uma experiência positiva para os seus jovens pacientes. Esta dissertação explorou as mais recentes abordagens e estratégias para a gestão da dor, sedação e anestesia, bem como técnicas de comunicação e princípios de conceção de consultórios que promovem um ambiente sem stress. Ao implementar estes princípios e técnicas, os profissionais de medicina dentária podem ajudar as crianças a desenvolver bons hábitos de saúde oral, a ultrapassar a ansiedade dentária e a construir uma vida inteira de sorrisos saudáveis. Esforcemo-nos por tornar a medicina dentária pediátrica uma experiência positiva e indolor para todas as crianças.[133]

Proporcionar uma medicina dentária sem dor tem sido uma das principais preocupações de muitos dentistas. O maior receio de um doente é a agulha e a seringa e a dor que lhes está associada. Os métodos acima referidos podem revelar-se úteis na gestão da dor em certos casos de doentes apreensivos e ansiosos. Estes métodos servirão o seu objetivo, tornando as visitas ao dentista agradáveis para os doentes pediátricos e ajudando também a incutir-lhes uma atitude dentária positiva em relação a futuros tratamentos.[134] Embora alguns destes procedimentos sejam demorados e/ou dispendiosos, são métodos testados e comprovados e podem ser utilizados de acordo com as necessidades, a viabilidade e a disponibilidade de equipamento de cada um. Apesar destes avanços, alguns dentistas preferem empregar as técnicas convencionais, mas os métodos mais recentes ajudarão a prestar cuidados de saúde dentária eficientes e eficazes, com maior satisfação do doente e menor desconforto.

Como profissionais de medicina dentária, temos o privilégio e a responsabilidade de ter um impacto positivo na vida dos nossos pacientes, e esperamos que este livro o tenha inspirado e capacitado para fazer exatamente isso, criando um futuro em que todas as crianças possam sorrir com confiança e alegria, sem medo e sem dor.

Bibliografia

1. Arora R, Chattopadhyay S, Bora A. Painless Analgesia: A Review. J Pharm Negat Results. 2023;9(3):4670-9.

2. Elicherla SR, Sahithi V, Saikiran KV, Nunna M, Challa RR, Nuvvula S. Anestesia local em Odontopediatria: Uma revisão da literatura sobre técnicas e abordagens alternativas actuais. J Sou Asia Assoc Pediatr Dent. 2021;26(4):148-54.

3. Marwah N. Textbook of Pediatric Dentistry. 4th ed. Nova Deli: Jaypee Brothers Medical Publishers; 2018.

4. Malamed SF. Handbook of local anesthesia-e-book by Malamed. 7th ed. Edinburgh: Elsevier health sciences; 2019.

5. Remi RV, Anantharaj A, Praveen P, Prathibha RS, Sudhir R. Advances in Pediatric Dentistry: new approaches to pain control and anxiety reduction in children-a narrative review. J Dent Anesth Pain Med. 2023;23(6):303-30.

6. Kulkarni N, Parakh A, Modi S, Mankare A, Vanjari G, Fernandes G. Anestesia indolor em Odontopediatria: uma revisão actualizada. J Dent Med Sci. 2019;18(4):67- 71.

7. Appukuttan DP. Estratégias para gerir pacientes com ansiedade dentária e fobia dentária: revisão da literatura. Clin Cosm In Dent. 2016;10(3):35-50.

8. Noel M, Chambers CT, McGrath PJ, Klein RM, Stewart SH. A influência das memórias de dor das crianças na experiência de dor subsequente. J Pediatr Dent.

2012;153(8):1563-72.

9. Peedikayil FC, Vijayan A. Uma atualização sobre anestesia local para pacientes pediátricos dentários. Anesth Essay Res. 2013;7(1):4-9.

10. Malamed SF. Manual de Anestesia Local de Malamed. 6ª ed. Edinburgh. Elsevier health sciences; 2012

11. Gillman MA, Lichtigfeld FJ. Papel clínico e mecanismos de ação do óxido nitroso analgésico. Int J Neurosci. 1998;93(2):55-62.

12. Zier JL, Tarrago R, Liu M. Nível de sedação com óxido nitroso para procedimentos médicos pediátricos. Anesth Anal. 2010;110(5):1399-405.

13. Diercke K, Bürger GD, Bermejo JL, Lux CJ, Brunner M. A gestão da ansiedade dentária e o impacto dos factores psicossomáticos na medicina dentária: A investigação científica recente é transposta para a prática dentária alemã? J Health Psychol. 2012;18(2):1519-28.

14. Satya Bhushan NV, Nayak RN. A comparison of the efficacy of topical application of Lignocaine Hydrochloride 5% gel and Bupivacaine Hydrochloride 5% gel for extraction of teeth. J Maxillofac Oral Surg. 2010;9(3):119-26.

15. Lathwal G, Pandit IK, Gugnani N, Gupta M. Eficácia de diferentes agentes de pré-arrefecimento e anestésicos tópicos na perceção da dor durante a injeção intra-oral: um estudo clínico comparativo. Int J Clin Pediatr Dent. 2015;8(2):119-22.

16. Iorgulescu G. Musicoterapia em medicina dentária. Int J Mu Perf Art. 2015;3(2):19- 24.

17. Abdelmoniem SA, Mahmoud SA. Avaliação comparativa das técnicas de distração passiva, ativa, e passivo-ativa na perceção da dor durante a administração de anestesia local em crianças. J Adv Res. 2016;7(3):551-56.

18. Chandrasekaran J, Prabu D, Silviya, Sunayana M, Ahmed A, Kumarasamy B. Eficácia da técnica de injeção indolor - Vibraject - Ensaio clínico em Chennai, Índia. Int J Med Dent Sci. 2014;3(2):250-6.

19. Tijanic M, Buric N. Uma comparação randomizada da potência anestésica entre ropivacaína e bupivacaína na anestesia regional perioperatória na cirurgia do terceiro molar inferior. J Craniomaxillofac Surg. 2019;10(2):1652-60.

20. Besnard C, Marie A, Sasidharan S, Harper RA, Shelton RM, Landini G et al. Synchrotron X-ray Studies of the Structural and Functional Hierarchies in Mineralised Human Dental Enamel: A State-of-the-Art Review. J Dent. 2023;11(4):98-102.

21. Mandel ID. Caries through the ages: a worm's eye view. J Dent Res. 1983;62(8):926-9.

22. Benenati FW. Obturação do espaço radicular. J Dent. 2008;6(3):1053-87.

23. Mergoni G, Ganim M, Lodi G, Figini L, Gagliani M, Manfredi M. Visitas únicas versus múltiplas para tratamento endodôntico de dentes permanentes. Coch Datab Syst Rev. 2022;11(8):187-9.

24. Poveda Roda R, Bagan JV, Sanchis Bielsa JM, Carbonell Pastor E. Utilização de antibióticos na prática dentária: Uma revisão. J Dent. 2007;12(3):186-92.

25. Kaaber L. A Idade de Hamlet e o Conde de Southampton. 6th ed. Newcastle upon Tyne: Cambridge Scholars Publishing; 2017.

26. Colantonio-Yurko KC, Miller H, Cheveallier J. " But She Didn't Scream": Ensinando sobre agressão sexual na literatura para jovens adultos. J Lit Res. 2018;14(1):1-4.

27. Burns R. Address to the toothache. London: Mackenzie Publishers; 1786.

28. Burdett J. Godfather of Kathmandu (Padrinho de Katmandu). London: Constable & Robinson Publishers; 2012.

29. Davy H. Principalmente no que diz respeito ao óxido nitroso: Or Dephlogisticated Nitrous Air, and its Respiration. Chicago: Johnson Publishers; 1800.

30. Cohen PJ, Dripps RD. History and theories of general anesthesia (História e teorias da anestesia geral). Malays J Med Sci. 1975;10(2):5-8.

31. Gillman MA. Mini-revisão: uma breve história do uso de óxido nitroso (N2O) em neuropsiquiatria. Br J Anesth. 2019;11(1):12-20.

32. Rogerson CH. Narco-análise com óxido nitroso. Br Med J. 1944;1(4354): 811-3.

33. Fitzgerald M, Beggs S. Revisão do livro: The neurobiology of pain: Developmental aspects. Neuro Sci J. 2001;7(3):246-57.

34. Grunau RE, Holsti L, Haley DW, Oberlander T, Weinberg J, Solimano A et al. Neonatal procedural pain exposure predicts lower cortisol and behavioral

reactivity in preterm infants in the Neonatal Intensive Care Unit. J Pediatr Dent. 2005;113(3):293- 300.

35. Goksan S, Hartley C, Emery F, Cockrill N, Poorun R, Moultrie F et al. fMRI revela a sobreposição da atividade neural entre a dor do adulto e do bebé. J Pediatr Dent. 2015;4(2): 23-6.

36. Lippmann M, Nelson RJ, Emmanouilides GC, Disctn J, Thibeault DW. Ligation of patent ductus arteriosus in premature infants. Br J Anesth. 1976;48(4):365-70.

37. Holsti L, Grunau RE, Shany E. Assessing pain in preterm infants in the neonatal intensive care unit: moving to a 'brain-oriented' approach. J Dent. 2011;1(2):171-9.

38. Ab Aziz CB, Ahmad AH. O papel do tálamo na modulação da dor. Malays J Med Sci. 2006;13(2):11-3.

39. Kostovic I, Rakic P. Developmental history of the transient subplate zone in the visual and somatosensory cortex of the macaque monkey and human brain. J Comp Neurol. 1990;297(3):441-70.

40. Hasegawa M, Houdou S, Mito T, Takashima S, Asanuma K, Ohno T. Development of myelination in the human fetal and infant cerebrum: a myelin basic protein immunohistochemical study. J Dent. 1992;14(1):1-6.

41. Slater R, Fabrizi L, Worley A, Meek J, Boyd S, Fitzgerald M. Premature infants display increased noxious-evoked neuronal activity in the brain compared

to healthy age-matched term-born infants. Neur Ima J. 2010;52(2):583-9.

42. Melzack R, Wall PD. Mecanismos da dor: Uma nova teoria: Um sistema de controlo de porta modula a entrada sensorial da pele antes de evocar a perceção e a resposta à dor. J Sci. 1965;150(3699):971-2.

43. Woolf CF. Analgesia induzida por fibras aferentes segmentares: estimulação eléctrica nervosa transcutânea e vibração. Textbook of pain. 2nd ed. Nova Iorque: Churchill Livingstone Publishers, 1989.

44. McGrath PJ, Beyer J, Cleeland C, Eland J, McGrath PA, Portenoy R. Relatório do subcomité sobre avaliação e questões metodológicas na gestão da dor no cancro infantil. J Dent. 1990;86(5):814-7.

45. Winter GA. A review and analysis of children's fearful behavior in dental settings. J Dent. 1982;53(5):1111-33.

46. Ranger M, Grunau RE. Early repetitive pain in preterm infants in relation to the developing brain (Dor repetitiva precoce em bebés prematuros em relação ao desenvolvimento do cérebro). J Pediatr Dent. 2014;4(1):57-67.

47. Xu W, Walsh S, Cong XS. Desenvolvimento de uma escala acumulada de dor/estressor na Unidade de Cuidados Intensivos Neonatais: A National Survey. J Dent. 2016;17(6):354-62.

48. Cong X, McGrath JM, Cusson RM, Zhang D. Avaliação e medição da dor em neonatos: uma revisão actualizada. J Dent. 2013;13(6):379-95.

49. Grunau RV, Craig KD. Expressão de dor em neonatos: ação facial e choro. Int

J Pediatr Dent. 1987;28(3):395-410.

50. Hummel P, Puchalski M, Creech SD, Weiss MG. Clinical reliability and validity of the N-PASS: neonatal pain, agitation and sedation scale with prolonged pain. Am J Perinatol. 2008;28(1):55-60.

51. Van Dijk M, Roofthooft DW, Anand KJ, Guldemond F, de Graaf J, Simons S et al. Taking up the challenge of measuring prolonged pain in (premature) neonates: the COMFORTneo scale seems promising. Clin J Pain. 2009;25(7):607-16.

52. Lawrence J, Alcock D, McGrath P, Kay J, MacMurray SB, Dulberg C. O desenvolvimento de um instrumento para avaliar a dor neonatal. J Dent. 1993;12(6):59-66.

53. Crellin DJ, Harrison D, Santamaria N, Babl FE. Systematic review of the Face, Legs, Activity, Cry and Consolability scale for assessing pain in infants and children: is it reliable, valid, and feasible for use. J Pediatr Dent. 2015;156(11):2132-51.

54. Hartley C, Slater R. Medidas neurofisiológicas da atividade cerebral nociceptiva no recém-nascido - os próximos passos. Ata Pediatr. 2014;103(3):238-42.

55. Kaufman E, Epstein JB, Gorsky M, Jackson DL, Kadari A. Analgesia preventiva e anestesia local como suplemento à anestesia geral: uma revisão. Anesth Prog J. 2005;52(1):29-38.

56. Kaye AD, Helander EM, Vadivelu N, Lumermann L, Suchy T, Rose M

Consensus et al. Statement for clinical pathway development for perioperative pain management and care transitions (Declaração para o desenvolvimento de vias clínicas para a gestão da dor perioperatória e transições de cuidados). J Dent. 2017;6(2):129-41.

57. Raslan N, Zouzou T. Comparação da administração preventiva de ibuprofeno, acetaminofeno e placebo na redução da dor peri e pós-operatória na extração de dentes primários: Um ensaio clínico randomizado. Clin Exp Dent Res. 2021;7(6):1045-52.

58. Pinkham JR. Gestão do comportamento das crianças no consultório dentário. Dent Clin North Am. 2000;44(3):471-86.

59. Lader MH, Mathews AM. Um modelo fisiológico de ansiedade fóbica e dessensibilização. Beh Res Ther J. 1968;6(4):411-21.

60. Ayer WA. Psicologia e medicina dentária: aspectos de saúde mental dos cuidados ao paciente. 2nd ed. Londres: Psychology Press; 2005.

61. Agarwal MD, Das UM. Previsão da ansiedade dentária utilizando o teste Venham Picture: A preliminary cross-sectional study. J Ind Soc Ped Prev Dent. 2013;31(2):22-4.

62. Singh D, Samadi F, Jaiswal JN, Tripathi AM. Redução do stress através de distração áudio em pacientes pediátricos dentários ansiosos: um estudo clínico adjuvante. Int J Clin Pediatr Dent. 2014;10(3):149-52.

63. Nuvvula S, Alahari S, Kamatham R, Challa RR. Efeito da distração

audiovisual com óculos de vídeo 3D na ansiedade dentária das crianças que experimentam a administração de analgesia local: um ensaio clínico aleatório. Eur Arch Paediatr Dent. 2015;16(3):43-50.

64. Tirupathi S, Krishna N, Rajasekhar S, Nuvvula S. Distração do movimento ocular: uma nova técnica de distração para a gestão da ansiedade dentária durante a administração de anestesia local intra-oral em crianças. Int J Clin Pediatr Dent. 2019;12(6):507-9.

65. Dinsdale T. Dental anaesthesia. J Dent. 1967;198(188):787-95.

66. McLaughlin W, Broomhead L, Hill CM. Uma revisão de 25 anos de anestesia geral no Leeds Dental Hospital. Br Dent J. 1987;163(10):317-20.

67. Angelo Z, Polyvios C. Práticas alternativas de obtenção de anestesia para procedimentos dentários : uma revisão. J Dent Anesth Pain Med. 2018;18(2):79-82.

68. Ram D, Peretz B. Administrar anestesia local a pacientes pediátricos dentários - situação atual e perspectivas para o futuro. Int J Pediatr Dent. 2002;12(2):80-9.

69. Kwak EJ, Pang NS, Cho JH, Jung BY, Kim KD, Park W. Administração de anestésico local controlada por computador para anestesia indolor: uma revisão da literatura. J Dent Anesth Pain Med. 2016;16(2):81-3.

70. Patini R, Staderini E, Cantiani M, Camodeca A, Guglielmi F, Gallenzi P. Anestesia dentária para crianças - efeitos de um sistema de administração controlado por computador na dor e na frequência cardíaca: um ensaio clínico

aleatório. Br J Oral Maxillofac Surg. 2018;56(8):744-9.

71. Hochman M, Chiarello D, Hochman CB, Lopatkin R, Pergola S. Administração de anestésico local computorizada vs. técnica tradicional com seringa. Resposta subjectiva à dor. N Y Stat Dent J. 1997;63(7):24-9.

72. Tan PY, Vukasin P, Chin ID, Ciona CJ, Ortega AE, Anthone GJ et al. O sistema de administração de anestésico local Wand: uma experiência mais agradável para a anestesia anal. J Dent. 2001;44(2):686-9.

73. Anderson ZN, Podnos SM, Shirley-King R. Satisfação do paciente durante a administração de anestesia local utilizando um sistema de administração de anestésico local controlado por computador. Dermatol nurs. 2003;10(2):15-9.

74. Feda M, Al Amoudi N, Sharaf A. Um estudo comparativo das reacções e percepções de dor das crianças à injeção de AMSA utilizando CCLAD versus injecções tradicionais em . J Clin Pediatr Dent. 2010;34(3):217-22.

75. Mittal M, Kumar A, Srivastava D, Sharma P, Sharma S. Perceção da dor: anestesia local computorizada versus anestesia local tradicional em pacientes pediátricos. J Clin Pediatr Dent. 2015;39(5):470-4.

76. Grace EG, Barnes DM, Macek MD, Tatum N. Satisfação do paciente e do dentista com um sistema computorizado de injeção de anestésico local. J Compen Conti Edu Dent. 2000;21(9):746-8.

77. Langthasa M, Yeluri R, Jain AA, Munshi AK. Comparação da perceção da dor em crianças utilizando uma seringa de controlo de conforto e uma técnica de injeção

convencional durante procedimentos dentários pediátricos. J Ind Soc Pedo Prev Dent. 2012;30(4):323-8.

78. Penkov EG. Utilização de um injetor de jato para anestesia em cirurgia dentária. Int J Oral Maxillofac Surg. 1982;61(4):74-8.

79. Munshi AK, Hegde A, Bashir N. Avaliação clínica da eficácia da anestesia e da preferência do paciente utilizando a seringa de jato sem agulha na prática dentária pediátrica. J Clin Pediatr Dent. 2001;25(3):131-36.

80. Saravia ME, Bush JP. A seringa sem agulha: eficácia da anestesia e preferência do paciente em pacientes dentários infantis. J Clin Pediatr Dent. 1991;15(2):109-12.

81. Greenfield W, Karpinski JF. Aplicação clínica da injeção a jato no controlo global da dor. Anesth Prog. 1973;20(4):110-2.

82. Karpinski J, Greenfield W. Needleless jet injection in comprehensive pain control and applications to oral surgery. Anesth Prog. 1972;19(4):94-5.

83. Trayner K, Nguyen M, Hopps L, Christie M, Roy K, Bagg J. Utilização de seringas de segurança para administração de anestesia local numa amostra de profissionais de medicina dentária dos cuidados primários do Reino Unido. Br Dent J. 2018;225(10):957-61.

84. Seo KS, Lee K. Smart syringe pumps for drug infusion during dental intravenous sedation (bombas de seringa inteligentes para infusão de fármacos durante a sedação intravenosa dentária). J Dent Anesth Pain Med. 2016;16(3):165-

6.

85. Cuny E, Fredekind RE, Budenz AW. A eficácia da agulha de segurança dentária: resultados de uma avaliação de um ano. J Am Dent Assoc. 2000;131(10):1443-8.

86. Nidhi M, Patro MN, Kusumvalli S, Kusumdevi V. Desenvolvimento de um adesivo transmucoso carregado com anestésico e analgésico para procedimentos dentários e avaliação in vivo. Int J Nanomed. 2016;10(3):2901-20.

87. Daneshkazemi A, Abrisham SM, Daneshkazemi P, Davoudi A. A eficácia da mistura eutéctica de anestésicos locais como agente anestésico tópico utilizado em procedimentos dentários: Uma breve revisão. Anesth Essa Res. 2016;10(3):383-7.

88. Agarwal N, Dhawan J, Kumar D, Anand A, Tangri K. Effectiveness of two topical anaesthetic agents used along with audio visual aids in paediatric dental patients. J Clin Dia Res Doc. 2017;11(1):80-2.

89. Saraghi M, Hersh EV. Spray intranasal de tetracaína e oximetazolina para anestesia local maxilar sem injecções. Gen Dent J. 2017;65(2):16-9.

90. Al Bukhary R, Wassell R, Sidhu S, Naimi OA, Meechan J. O efeito anestésico local de um laser dentário antes da preparação da cavidade: um voluntário piloto estudo. Oper Dent J. 2015;40(2):129-33.

91. McClain BC. Measurement of pain in children: state-of-the-art considerations (Medição da dor em crianças: considerações actuais). Am Stat Assoc. 2002;96(3):523-6.

92. Attri JP, Sharan R, Makkar V, Gupta KK, Khetarpal R, Kataria AP. Sedação consciente: Tendências emergentes em Odontopediatria. Anesth Essa Res. 2017;11(2):277-81.

93. Hosey MT, Diretrizes Clínicas Nacionais do Reino Unido em Odontopediatria. Gerir crianças ansiosas: a utilização de sedação consciente em Odontopediatria. Int J Paediatr Dent. 2002;12(5):359-72.

94. Lee-Kim SJ, Fadavi S, Punwani I, Koerber A. Sedação nasal versus midazolam oral para pacientes pediátricos dentários. J Dent Child. 2004;71(2):126-30.

95. Malamed SF, Quinn CL, Hatch HG. Sedação pediátrica com midazolam intramuscular e intravenoso. Anesth Prog. 1989;36(5):155.

96. Baek K. Considerações sobre a administração submucosa de midazolam em combinação com medicamentos orais e inalados para sedação de pacientes dentários pediátricos. J Dent Anesth Pain Med. 2015;15(2):47-9.

97. Papineni McIntosh A, Ashley PF, Lourenço-Matharu L. Efeitos secundários relatados da sedação intravenosa com midazolam quando utilizada em odontopediatria: uma revisão. Int J Pediatr Dent. 2015;25(3):153-64.

98. Lam SH, Li DR, Hong CE, Vilke GM. Systematic review: rectal administration of medications for pediatric procedural sedation. J Em Med. 2018;55(1):51-63.

99. Webb MD, Moore PA. Sedação para pacientes dentários pediátricos. Dent Clin

J. 2002;46(4):803-14.

100. Bhatnagar S, Das UM, Bhatnagar G. Comparação de midazolam oral com tramadol oral, triclofos e zolpidem na sedação de pacientes pediátricos dentários: An: in vivo: study. J Ind Soc Pediatr Prev Dent. 2012;30(2):109-14.

101. Karl HW, Keifer AT, Rosenberger JL, Larach MG, Ruffle JM. Comparação da segurança e eficácia do midazolam intranasal ou sufentanil para a pré-indução da anestesia em pacientes pediátricos. J Am Soc Anesth. 1992;76(2):209-15.

102. Lerman B, Yoshida D, Levitt MA. A prospective evaluation of the safety and efficacy of methohexital in the emergency department. Am J Em Med. 1996; 14(4):351- 4.

103. Veerkamp J, Porcelijn T, Wennink JM. Uma auditoria à anestesia geral dentária com um único fármaco (propofol) em crianças. Eur Arc Paediatr Dent. 2006;1(2):100-5.

104. Kaviani N, Khademi A, Ebtehaj I, Mohammadi Z. O efeito da cetamina administrada oralmente na necessidade de anestésicos e na dor pós-operatória em dentes molares mandibulares com pulpite irreversível. J Ora Sci. 2011;53(4):461-5.

105. Wilson S. Gestão do comportamento do paciente infantil: qualidade dos cuidados, medo e ansiedade, e o paciente infantil. Pediatr Dent. 2013;35(2):170-4.

106. Al Zoubi L, Schmoeckel J, Mustafa Ali M, Splieth CH. Aceitação parental de técnicas avançadas de gestão do comportamento em medicina dentária pediátrica

em famílias com diferentes antecedentes culturais. Eur Arch Paediatr Dent. 2021;22(4):707-13.

107. Gronbaek AB, Svensson P, Vaeth M, Hansen I, Poulsen S. Um ensaio controlado por placebo, em dupla ocultação e cruzado sobre o efeito analgésico da inalação de óxido nitroso-oxigénio. Int J Pediatr Dent. 2014;24(1):69-75.

108. Emmanouil DE, Quock RM. Avanços na compreensão das acções do óxido nitroso. Anesth Prog. 2007;54(1):9-18.

109. Becker DE, Rosenberg M. Nitrous oxide and the inhalation anesthetics. Anesth Prog. 2008;55(4):124-31.

110. Malamed SF, Clark MS. Óxido nitroso-oxigénio: um novo olhar sobre uma técnica muito antiga. J Dent Calif Assoc. 2003;31(5):397-402.

111. An SY, Seo KS, Kim S, Kim J, Lee DW, Hwang KG et al. Procedimentos de desenvolvimento para as diretrizes de prática clínica para sedação consciente em medicina dentária para a Academia Coreana de Ciências Dentárias. J Dent Anesth Pain Med. 2016;16(4):253-6.

112. Yee R, Wong D, Chay PL, Wong VY, Chng CK, Hosey MT. Sedação por inalação de óxido nitroso em medicina dentária: Uma visão geral das suas aplicações e perfil de segurança. J Dent. 2019;39(01):11-9.

113. Domingues Duarte LT, Duval Neto GF, Fernandes Mendes F. Uso de óxido nitroso em crianças. Rev Bras Anestesiol. 2012;62(3):451-67.

114. Donaldson M, Donaldson D, Quarnstrom FC. Administração de óxido

nitroso-oxigénio: Quando as caraterísticas de segurança já não são seguras. J Am Dent Assoc. 2012;143(2):134-43.

115. Malamed SF, Clark MS. Óxido nitroso-oxigénio: um novo olhar sobre uma técnica muito antiga. J Calif Dent Assoc. 2003;31(5):397-402.

116. Sari ME, Ozmen B, Koyuturk AE, Tokay U. A retrospective comparison of dental treatment under general anesthesia on children with and without mental disabilities. Nig J Clin Prac. 2014;17(3):361-5.

117. Chia-Ling Tsai B, Yi-Ling Tsai B, Yng-Tzer Lin B, Yai-Tin Lin B. Um estudo retrospetivo do tratamento dentário sob anestesia geral de crianças com ou sem doença crónica e/ou deficiência. Chang Gung Med J. 2006;29(4):412-8.

118. Leake D, Leake R. Principles of general anesthesia for children (Princípios de anestesia geral em crianças). Anesth Prog. 1967;10(3):53-8.

119. White PF. Aspectos farmacológicos e clínicos da medicação pré-operatória. Anesth Anal. 1986;65(9):963-74.

120. Jankauskiene B, Virtanen JI, Kubilius R, Narbutaite J. Qualidade de vida relacionada com a saúde oral após tratamento com anestesia geral dentária em crianças: Um estudo de acompanhamento. J Dent. 2014;14(5):1-7.

121. Ramazani N. Diferentes aspectos da anestesia geral em odontopediatria: uma revisão. Ira J Pediatr. 2016;26(2):23-30.

122. Eshghi A, Samani MJ, Najafi NF, Hajiahmadi M. Avaliação da eficácia do tratamento dentário restaurador efectuado sob anestesia geral em pacientes

dentários pediátricos hospitalizados de Isfahan. Dent Res J. 2012; 9(4):478-82.

123. Lee PY, Chou MY, Chen YL, Chen LP, Wang CJ, Huang WH. Tratamento dentário abrangente sob anestesia geral em crianças saudáveis e deficientes. Chang Gung Med J. 2009;32(6):636-42.

124. Townsend JA, Hagan JL, Smiley M. Utilização de anestesia local durante a reabilitação dentária com anestesia geral: um inquérito de Anestesiologistas Dentistas. Anesth Prog. 2014;61(1):11-7.

125. Townsend JA, Martin A, Hagan JL, Needleman H. A utilização de anestesia local durante reabilitações dentárias: um inquérito aos membros da AAPD. Peditr Dent. 2013;35(5):422-5.

126. Forsyth AR, Seminario AL, Scott J, Berg J, Ivanova I, Lee H. Tempo de anestesia geral para casos dentários pediátricos. J Pediatr Dent. 2012;34(5):129-35.

127. Baghdadi ZD. Qualidade de vida relacionada com a saúde oral das crianças e factores associados: Alterações a médio prazo após tratamento dentário sob anestesia geral. J Clin Exp Dent. 2015;7(1):106-8.

128. Baghdadi ZD. Qualidade de vida relacionada com a saúde oral das crianças e factores associados: Alterações a médio prazo após tratamento dentário sob anestesia geral. J Clin Exp Dent. 2015;7(1):106-11.

129. Tiku AM, Hegde RJ, Swain LA, Shah FR. Avaliar e sensibilizar os anestesistas para a prevenção e gestão de lesões nos dentes e estruturas associadas durante a anestesia geral. J Ind Soc Ped Prev Dent. 2014;32(1):58-62.

130. Lee HH, Milgrom P, Starks H, Burke W. Tendências de morte associadas à sedação dentária pediátrica e à anestesia geral. Ped Anesth. 2013;23(8):741-6.

131. Kulkarni N, Parakh A, Modi S, Mankare A, Vanjari G, Fernandes G. Anestesia indolor em Odontopediatria: uma revisão actualizada. J Dent Med Sci. 2019;18(4):67- 71.

132. Grover K, Samadi F, Navit S, Saha S. Uma abordagem para a administração indolor de agentes anestésicos locais em Odontopediatria: Estudo in vivo. J Int Dent Med Res. 2012;5(2):96-101.

133. Mandal A. A gateway toward pain-free pediatric dental practice (Uma porta de entrada para uma prática dentária pediátrica sem dor). J Ind Soc Ped Prev Dent. 2024;20(3)42-5.

134. Helmy RH, Dowidar KM. Actualizações sobre o controlo da dor em Odontopediatria: Diferentes Abordagens e Tecnologias. Alexan Dent J. 2023;48(3):217-20.

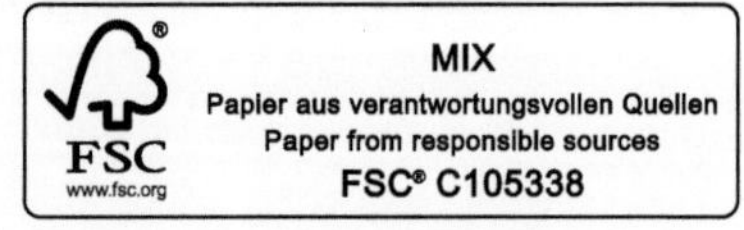

Printed by Books on Demand GmbH, Norderstedt / Germany